海を渡った明治の女性

クリスチャン ドクターの誕生とその軌跡

遠藤 俊子 著

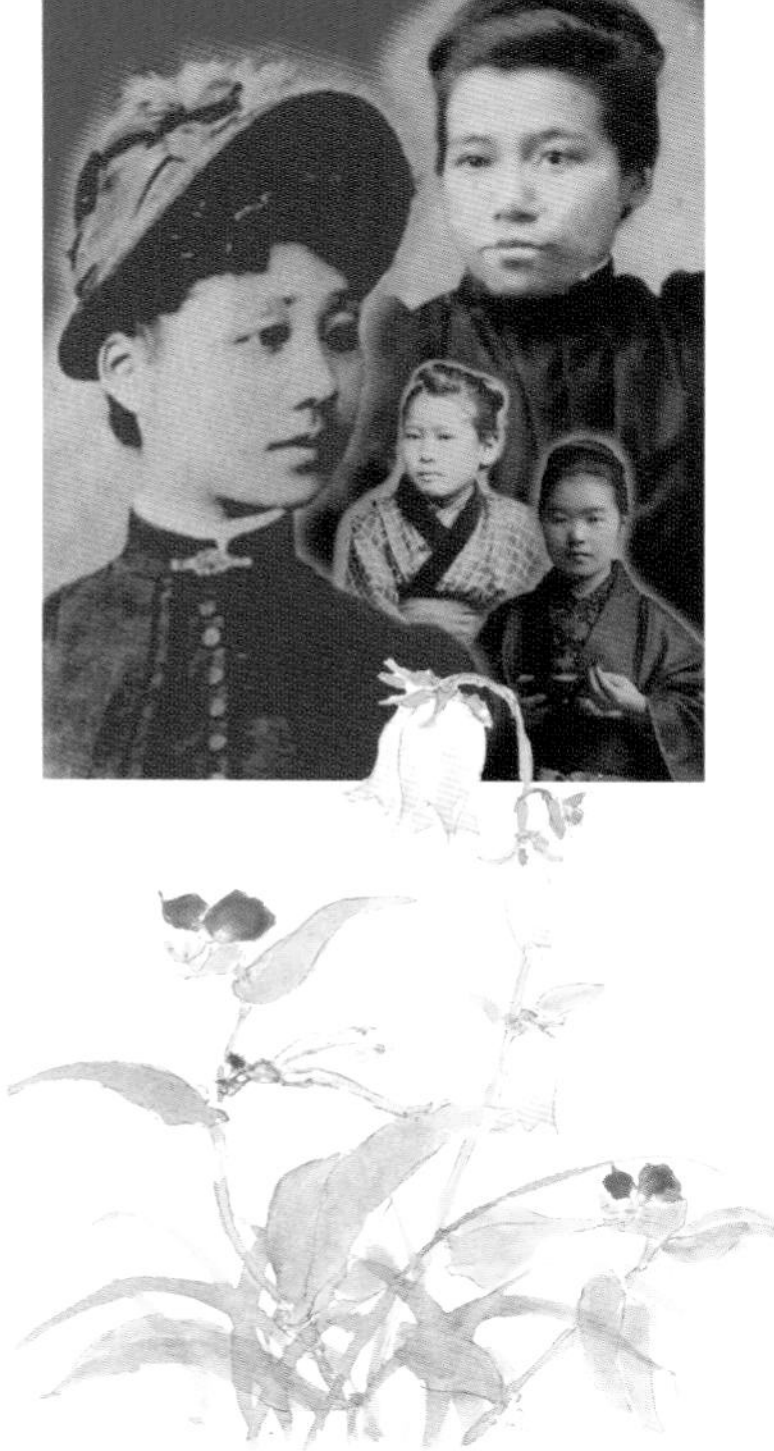

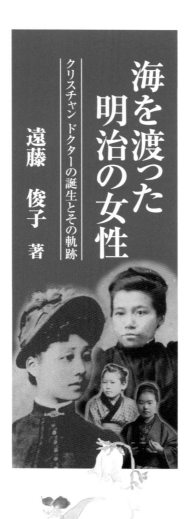

序

大学の講義で明治四年に欧米の視察に出かけた岩倉使節団の記録である。『米欧回覧実記』を読んでいる。この使節団に加わったおよそ六十人の留学生のうち五人が日本で最初の女子留学生であり、その中に七歳の誕生日を目前にした最年少の津田梅子がいたのは有名である。

しかし本書で描かれているアメリカに渡り医学を修めた四人の日本人女性については知らなかった。この勇気ある女性たちを生んだものは何か。共通するのは、横浜・ミッションスクール・英語・旧佐幕派下級士族そしてアメリカという要素だと思う。明治という時代にプロテスタントの信仰がいかに大きな影響を与えたかは、内村鑑三《うちむらかんぞう》や新渡戸稲造《にとべいなぞう》らを見ればよくわかる。その信仰は当時の若い日本人を鼓舞したが、女性宣教師という存在の大きさを、この本から学ぶことができた。もうひとつ重要なのは医療であるが、これこそはキリスト教の奉仕の精神に深く結びつく。慈愛なきところに本来の医学はない。

いくつもの大切な美しい糸で織りあげられた一冊であり、明治女性の天稟《てんぴん》がここに光っている。

関東学院大学教授　富岡　幸一郎

目次

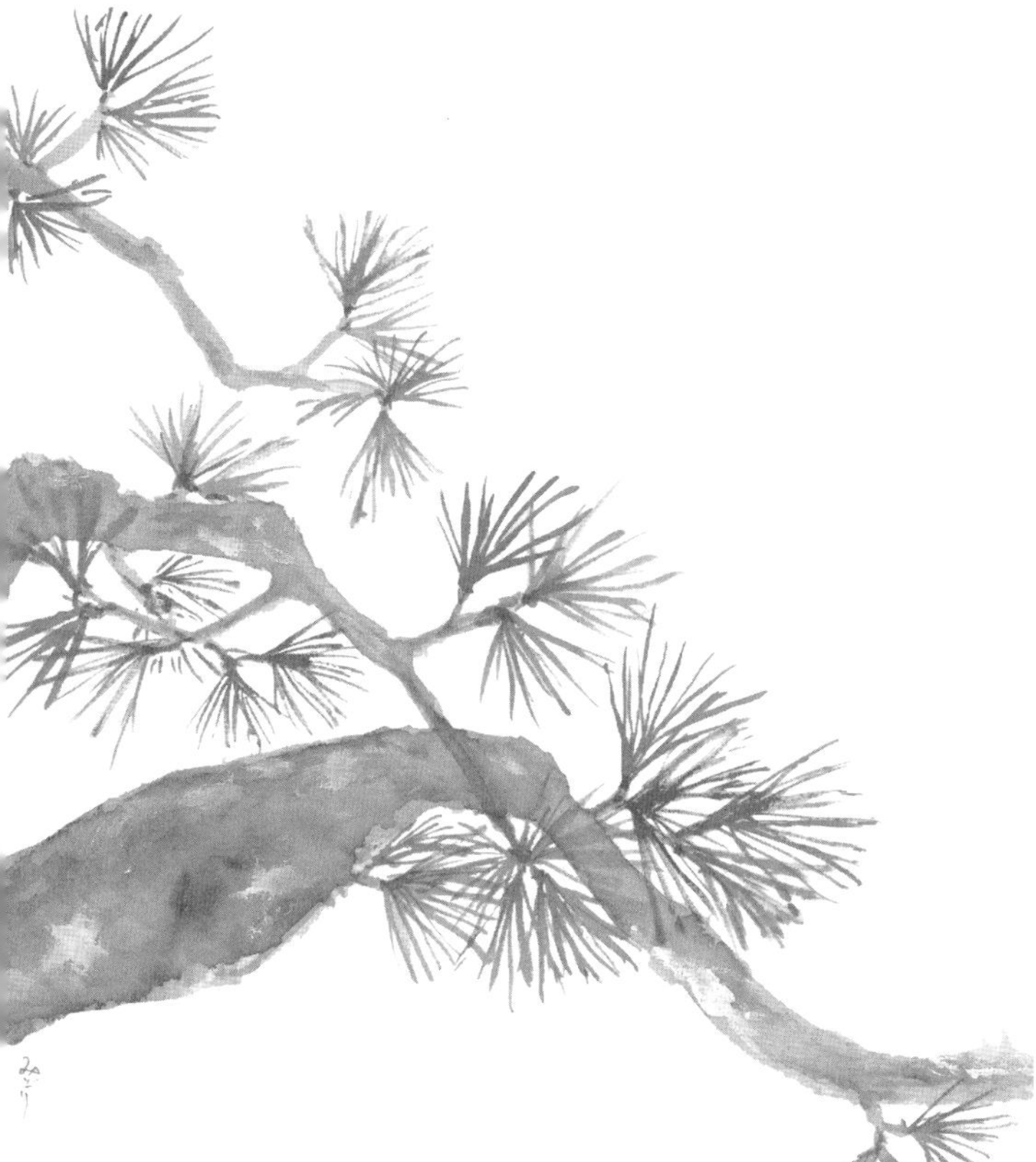

挿画 阿見みどり

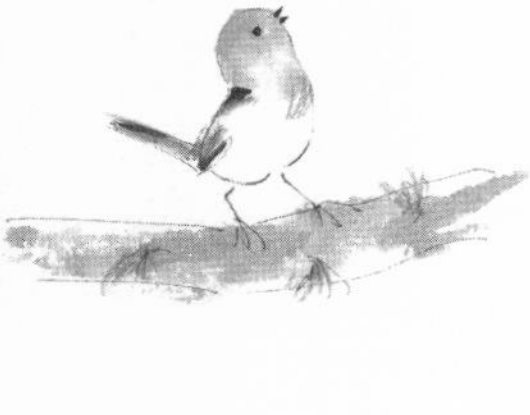

はじめに

明治初期、アメリカの医科大学を卒業し、帰国後には、それぞれが医師として信仰と医療活動に懸命に生きた４人の女医がいた。その４人とは、岡見京（ペンシルバニア女子医科大学、１８８９年医籍登録）、菱川ヤス（シカゴ女子医科大学、１８９１年医籍登録）、須藤カク（ローラ・メモリアル女子医科大学、１８９８年医籍登録）、阿部ハナ（ローラ・メモリアル女子医科大学、１８９８年医籍登録）である。特に、パイオニアである岡見京は留学クリスチャン第一号女医でもある。

激動の変革期にあって、この４人の女性は、何を目的に女医になろうと志し、異国の地アメリカへ渡ったのだろうか。そして、それぞれが、女医としての活動を本格化させながら、いつしか歴史の襞の中に埋もれてしまったのは何故だろうか。本書では、これらの疑問に答えるため、明治という時代背景をもとに、４人の女医としての足跡を辿り、彼女たちが伝えたかったこと、或いは残したかった活動とは何かについて考えていきたい。

明治時代、女性が医者になるのは極めて困難な時代であった。１８８４年（明治17）、明治政府が女性に「医術開業試験」(1)の受験を許可するまで、医師になる門戸は開かれていなかった。１８８５年（明治18）、荻野吟子が、初めて艱難辛苦の末に試験に合格し女性医師第一号になった。それでもなお医療を志す女性にとって、吉岡彌生が１９００年（明治33）に東京女医学校を設立するまでは、それぞれが苦闘を重ね「医術開業試験」を受けるか、または外国の医科大学を卒業するという高いハードルを飛び越えるしかなかった。

このような時代に、女性が海外の医科大学を卒業するのには、計り知れない困難があったはずである。4人の生涯を振り返る時、明治という言わば大転換期に、アメリカに渡り医者になるためには、何らかの恵まれた条件、ないし歴史的な条件が重なり合わなければならなかった。その条件を語る重要な鍵となったのが、明治初期に興隆したアメリカプロテスタント各派の宣教活動であった。奇しくも、彼女たちの精神的成長期とプロテスタントの宣教最盛期が一致したのである。

そのことと大いに関連して、4人には重要な共通点があった。それは、まだ幼さが残る年齢で横浜に来て、黎明期のミッションスクールで学んだことだ。その時から、女性宣教師の導きにより洗礼を受け、熱心なクリスチャンとして人生を歩み出したのである。女性宣教師との出会いと洗礼を受けたこと。この2つは、彼女たちの終生変わらぬ精神的背景であり精神的なエネルギーの源であった。

幕末から明治初期という時代のエートスについて、プロテスタント宣教の視点からみていこう。事の始まりは、時代の中心地〝横浜〟である。当時の横浜は、1859年（安政6）に開港して以来、日本における欧米文化の窓口として自由で開放的な雰囲気に溢れていた。その前年1858年（安政5）には、ハリスによって日米修好通商条約が締結された。その第8条には、アメリカ人によるキリスト教の信仰と会堂設立の自由、長崎での踏絵の禁止が定められた。この条約により、居留地での信教の自由が許可されると、プロテスタントの中でもアメリカ人宣教師が数多く来日するようになった。例えば、1859年の米国長老派のJ・C・ヘボン、米国オランダ改革派のS・R・ブラウンとD・B・シモンズ、1860年のバプテスト派のJ・ゴーブル、1861年の米国オランダ改革派のJ・H・バラたちである。

これらの宣教師は、主に都市部の知識層への宣教を開始し、聖書の翻訳、医療事業、英語塾の経営を通じて日本人の信者を増やしていった。1873年（明治6）、切支丹禁制の高札が撤廃されると[2]、それはキリスト教伝道の自由化を告げることとなり、さらに宣教は勢いを増していった。その頃、各ミッションは、明治政府の教育事業（特に女子教育、幼児教育、障害児教育、孤児の救済等）が手薄であることに注目し、次なる宣教として、教育事業や社会福祉事業に進出していくようになった。この時期に、全国に先駆け、横浜に多くのミッションスクール（宣教師が設立したキリスト教主義学校）が設立されたのもこうした理由による。

4人が学んだ共立女学校も、1871年（明治4）、米国婦人一致外国伝道協会（The Woman's Union Missionary Society of America for Heathen Lands：以下WUMSと表記[3]）から派遣されたM・P・プライン、J・N・クロスビー、L・H・ピアソンら女性宣教師が創立したミッションスクールであった。教育の詳細については第1章でふれるが、学校設立の経緯は、J・H・バラの強い要請を受けたもので、女子教育と開港期に外国人との間に生まれた混血児童救済という2つの目的から始まった。学校は、通称〝アメリカン・ミッション・ホーム〟と呼ばれ、日本で最初の寄宿学校でもあった。4人は、創立間もないこの学校で青年期を過ごしたのである。

明治期、キリスト教またはキリスト教教育を受け入れた青年たちについては、次のような興味深い見解がある。平沢信康（1993年）の研究によると、この時期の青年たちの学問的関心は、政府の近代化政策が進むにつれて、従来の漢学・蘭学から英学（実学）へと急速に変化したのである。この劇的な変化によって、青年たちの中には、直に英語を学ぶために宣教師の私塾にやってくるようになり、そこから熱心なキリスト教の信者が増えていった。そこで、その時に信者になった青年の出身階層を調べてみると、多くが旧佐幕派または弱小諸藩のいわゆる下級士族の子弟であったという。平沢は、1つの推論として、明治政府で活躍する基盤がない下級士族の子弟たちが、キリスト教による新しい社会秩序に強い魅力を感じ、そこに巻き返しの活路を見出そうとした結果と述べている(4)。

そう考えると、この4人の女医たちも、その生い立ちは青森や愛知の下級士族の家庭の出身であり、新たに自己の運命を開拓するべき状況に置かれた新興中産階級であった。彼女たちも、幕末から明治という時代を逞しく生き抜かねばならなかったであろう。一方では「武士の娘」としての矜持を持ち、一方ではキリスト教による「近代的自我」に目覚めた新しい女性として……。そして、恵まれた資質と強固な意思によって、4人は、導き手である女性宣教師から人生の賜物を受け取り、精一杯女医への道を切り開きながら時代を駆け抜けようとした。

凡例：4人の名前は、資料ごとに平仮名、片仮名と表記が異なっている。例えば、岡見京は、ケイ、京子、けい子とも記されている。なお、明治民法では、結婚後も旧姓を使うことが普通であったため、公文書は旧姓の西田京がそのまま使われている。そこで、本書では、4人の氏名を「明治女医名簿」（「明治女医の基礎資料」三﨑裕子（2008年））を参考に表記した。

（1）1875～1916年まで続いた明治政府による医師の開業試験。学歴や年齢の制限は特段設けられず、西洋医学を中心に出題された。『日本女医史』（秋山龍三 1962年）によると「1884年。医師免許規則改正、医師は内務卿なり開業免状を得た者に限る。開業免状は試験に及第または官立・府県立医学校・外国医学校を卒業した者に与え、内務省医籍に登録する。開業試験は前・後期に分かつ」とある。

（2）1873年2月24日、政府は太政官布告第68号によって、江戸時代初期以来のキリスト教に対する禁教政策に終止符を打った。高札撤去運動には多くの宣教師が関わった。特に、オランダ改革派教会宣教師フルベッキが書いた『ブリーフ・スケッチ』――「宗教的寛容に関するノート」（岩倉使節団派遣の元になった文書）は、高札撤廃に向けた重要な一因になった。
『フルベッキ伝』井上篤夫 国書刊行会 2022年 参照

（3）1861年2月1日、米国初の超教派による女性のみの海外伝道協会として、ニューヨークで設立。初代会長はS・P・ドリーマス。アジア女性へのキリスト教伝道と教育を目的とした。インド、中国を中心に"Mission Home"を作り、訪問伝道、女学校経営、孤児院経営、医療活動を通じて伝道するという多角的戦略をとった。各教派の婦人伝道局が発展すると超教派ゆえに資金集めが難航した。その後、「女性による女性のミッション」という旗印も再考を促され、１９７０年代に他のミッショナリーに吸収合併される。

（4）「近代日本の教育とキリスト教（1）～（6）」平沢信康『鹿屋体育大学学術研究紀要』１９９３～１９９６年 参照

第1章　女医たちの背景

―ミッションスクールとプロテスタント―

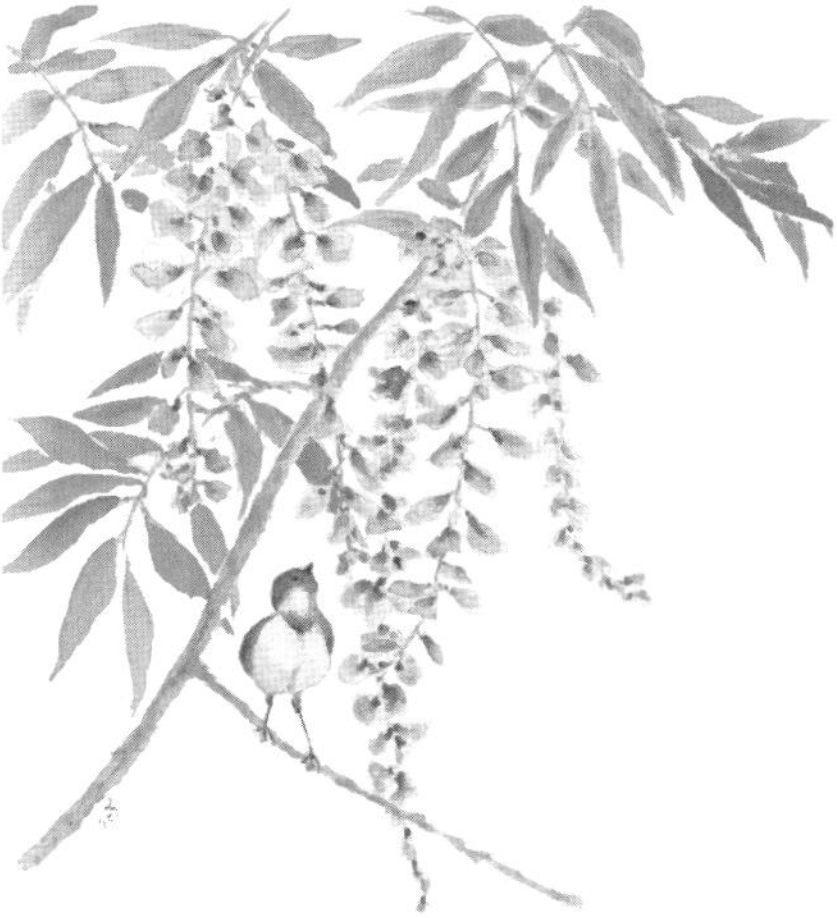

留学に挑んだ4人の精神的支柱はどのように作られたのか。

第1章では、4人が受けた明治初期のミッションスクールの教育、またこの時期にミッションスクールを興隆させたプロテスタントの伝道事情を明らかにして、彼女たちの人生を方向づけた精神的根底を探っていきたい。

1．明治初期の女子教育

（1）ミッションスクールの登場

最初に明治期の女子教育を概観してみよう。4人が誕生した幕末から明治にかけては、女子に教育は無用、または女子には男子と異なる教育が必要である等々、前近代的な教育観が根強く残る時代であった。1872年（明治5）発令の「学制」によって、女子は8年制の尋常小学校で教育を受けるように定められたが、それ以上の教育については何ら規定されなかった。明治政府は、近代化を急ぐあまり、男子教育を優先し女子の教育を軽視していた。

1873年（明治6）、文部省のお雇い外国人D・マレー（文部省学監）が、欧米諸国の実情にふれ、日本にも女子教育が必要であると訴えた。政府は、1872年（明治5）に官立女学校3校、1875年（明治8）に東京女子師範学校を開校した(1)。だが、当時の世情を考えると、そうした都会の女学校に進学できたのはごく一部の女子に限られていた。実際のところ、中等教育を望む女性は、読み・書き・洋裁を教える女紅場《にょこうば》、手芸学校、医学や語学の専門学校等、法的根拠や法的規制が曖昧な私立女学校へ進学するのが常だった。

明治期前半、これらの私立女学校の中で強力な一画を築いたのが、プロテスタント宣教師が設立したミッションスクールであった。この時期に、アメリカのプロテスタント女性宣教師が設立したミッションスクールは、フェリス女学校（明治3年創立）を皮切りに8校にのぼった。資料1にある通り、イギリスやカナダの宣教師またカトリックの宣教師による設立も含めるとさらに数は増える。1870～1880年代は、まさにミッションスクールの設立期であった。こうしたミッションスクールの興隆は、明治政府が国家主義教育に舵を切り、文部省訓令第12号(2)によってキリスト教抑圧政策に転じる1890年代まで続いた。

当時のミッションスクールには次のような特質があった。

第一は、キリスト教人格教育を教育の中心に据えていた。その教育は「西洋的なヒューマニズムに基づく自由闊達な人間教育」と評されているが、要はキリスト教の伝道を大きな要素としていた。生徒たちは、日々の礼拝を守り、日曜学校の奉仕や宣教師の伝道旅行にも積極的に参加していた。当時の学内は宗教的な雰囲気が濃厚であったという。

第二は、英語を教え洋学を重視した。共立女学校では、世界史・地理・英語リーダーはアメリカの教科書を使い、高等教育に匹敵する内容を教えた。当時の資料には「学科に関しては、（略）唯主として英語を教へ、簡単なる普通学を授け、傍ら音楽を教へ、又西洋流の家政を練修せしめしに過ぎざりしが、（略）漸次漢学・和学・数学・習字・裁縫・女体等の女子に必要なる科目を増し、次第に進んで、高等普通の学を授くることとなり、日本語と英語とを以て之を教えたり。その英語と、音楽とは、当時に於いて本校の特色とせし所ならん」と書かれている(3)。

第三は、寄宿舎が併設されていたことだ。寄宿生になると、寄宿舎という「疑似家族」的な環境の中で寝食を共にして、直に女性宣教師からキリスト教信仰や西洋礼法を学ぶことができた。一方女性宣教師たちも、寄宿舎教育を通して、生徒たちに信仰に基づく新しい生活様式を秩序だって教えることができた(4)。

（2）ミッションスクールの女子教育 ―共立女学校とピアソン校長―

4人は共立女学校で学んだ。菱川ヤスは、創立直後の1871年（明治4）に10歳で入学。須藤カクは1872年（明治5）に11歳、岡見京は1873年（明治6）に14歳、阿部ハナは1879年（明治12）頃に13歳で入学している。

共立女学校（現横浜共立学園）(5)は、1871年（明治4）6

資料1．明治初期の宣教師によるキリスト主義中等教育機関（女子）

アメリカ	フェリス女学院（1870年）　女子学院（1870年） 横浜共立学園（1871年）　青山女学院（1874年） 神戸女学院（1875年）　同志社女学校（1876年） 立教女学院（1877年）　活水学院（1879年）	8校
イギリス	プール女学院（1879年）　香蘭女学校（1887年）	2校
カナダ	東洋英和女学院（1884年）　静岡英和女学院（1887年）	2校
フランス	横浜雙葉学園（1872年）　白百合学園（1881年）	2校

（出典）「女性宣教師と女子教育」（石井紀子『立教アメリカン・スタディーズ』第39巻 2017年）より一部を転記

月、プライン、ピアソン、クロスビーら３人の女性宣教師が創立した。既述のように、設立当初は、孤児救済の教育機関が併設されていたが、１８７５年（明治８）に共立女学校に改称して以降は女子教育へ重点が移り、１８９１年に混血児救済ホームは閉鎖されている。創立初期に入学した４人は、女性宣教師が愛情をこめて孤児を養育する姿を見ていたに違いない。

初代校長は、ただ1人師範学校を卒業し教師経験があるルイーズ・Ｈ・ピアソン。ピアソンは、夫と４人の子どもを次々亡くすという不幸を乗り越え39歳で来日した。「信仰の人」ピアソンの影響力は絶大であった。生徒たちは、短期間で日本語を習得し、休暇帰国をも辞退するピアソンの姿をみて、「熱愛する指導者」と呼び慕った。

ピアソンが力を注いだ教育は次の２つである。

①霊的教育すなわち伝道（日本人伝道者の養成）

ピアソンの決意は「異教の国日本の社会的地位の低い女性に、福音による自由と知識を持たせて、家庭や社会を主の栄光の表れるところにしたい」「私はこの横浜の町の女性がすべてイエスの福音を聞くまでは休まないことにしよう」等の言葉に表れている。実際に、生徒の中からは、信仰を得て祈祷会や日曜学校に従事する生徒、さらに併設の神学校からはピアソンと共に訪問伝道や夏期伝道旅行に赴く〝バイブル・リーダー（聖書朗読者）〟〝バイブル・ウーマン（女性伝道者）〟が、数多く輩出された。

②自主独立の自覚を持つ女性の育成

１８８３年、プロテスタント宣教師会議（大阪）で発表した「女子教育の必要性」(6)では、「女

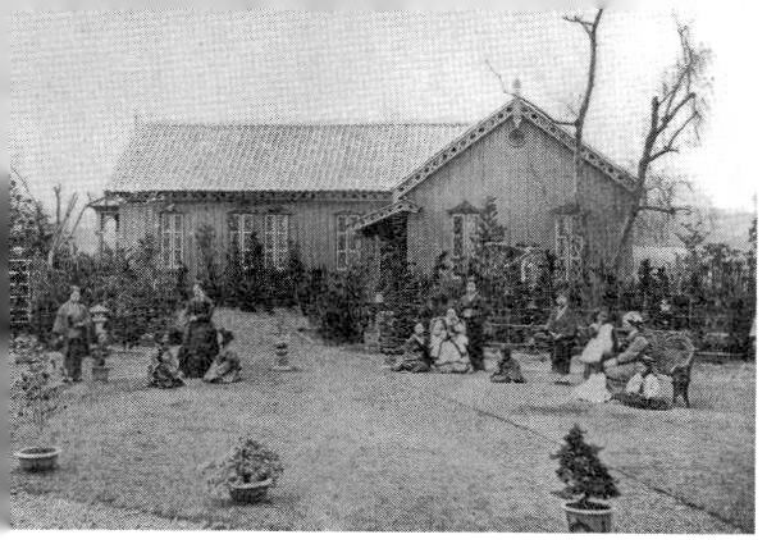

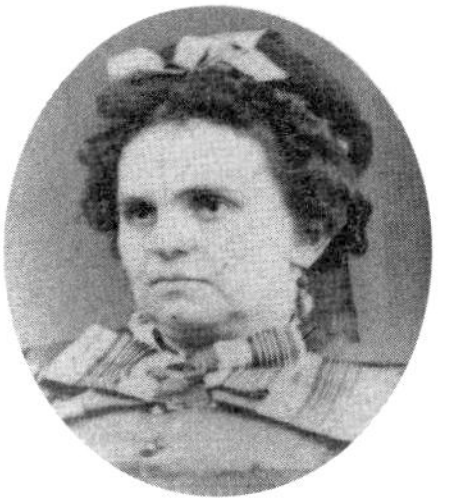

写真１．最初に建てられた校舎（山手町212番）と初代ピアソン校長
（出典「横浜共立学園の150年」）

性が肉体的、知的、霊的にすべて調和のとれた成長をすることは創造主の意志である」と述べている。また、そのことを前提に、女性は、高い知性、すなわち知覚、信念、洞察力を兼ね備えていなくてはならず、そのためには「女性は論理的思考力を養って真実を見、迷信、狂信を防衛する力を備えなければならない。キリスト教に根ざした教育、即ち数学、外国語、躾、音楽を学ぶ必要がある」と述べている。

同僚の宣教師ヴィーレ(7)は、ピアソンの教育成果を次のように語っている。

「英語の上達は誰の目にも明らかで、随筆や作文はアメリカの同年齢の少女たちのものと比べてもかなりいい線をいっていると私は思う。新しい言語をまず覚えなければならなかったことを考えれば、賞賛に値する。宗教的要素が全てに感じ取られ、知性は精神生活を抜きにしては発達しない。両方はいっしょに育ってこそ成長するという事実を示している。その結果として、よく訓練された熱心な若いクリスチャン女性たちが、人生の戦いに立ち向かう十分な教育を受けて学校の門から世の中に出ていくことになった。」(8)

1898年1月、卒業生10人がピアソンを訪ね、長い日本での伝道と女子教育への労苦を労う英文の手紙を贈ったという記録が残されている。10人の中には岡見京と菱川ヤスの名前がある(9)。ピアソンは、この訪問を大いに喜び、2

人のことを「アメリカで医学を勉強した医者」と書き留めている。

2．明治初期のプロテスタント

(1) 新たな宣教モデル ―独身女性宣教師の派遣―

4人の女医への道を背後で支援したのが、共立女学校で出会った女性宣教師たちであった。若く独立心に満ちた女性宣教師が、これからの社会を築く現地の女性を導く。このようなモデルは、明治初期のプロテスタント伝道の歴史的経緯から生まれたものである。

19世紀前半、アジアに進出したアメリカプロテスタント各派には、牧師の夫が宣教の中心である説教、教会建設、牧師の養成を担い、(準)宣教師である妻が、副次的な教育、福祉、慈善活動を担当するという役割分担があった。さらにもう1つ、妻には「クリスチャン・ホーム」というロールモデルを伝える重要な役割があった。このキリスト教世界観の中心に据えられた「クリスチャン・ホーム」というのは、〈女性は神の前で男女平等であるが、家庭という空間においては、宗教的・道徳的な指導者となり子女を愛しみ育てる役割がある〉という、当時のヴィクトリアン的な女性観を反映したものであった。つまり、女性は、家庭と教会という「女性の領域（woman's sphere）」において、自己実現が奨励されたのである。

ところが、南北戦争を経てアメリカ北東部の経済活動が活発になってくると、保守的な女性観は徐々に揺らぎ、都市部の中流階層の独身女性たちは、職業を得るために活発に社会進出するようになった。こうした動きに関連して、海外伝道に出る女性たちも、牧師の妻である既婚女性宣教師から独身女性宣教師にシフトするようになった。具体的にみると、１８８９年にアメリカが日本に送った宣教師５２７人のうち、既婚男性宣教師が１６６人、独身男性宣教師が34人、独身女性宣教師が１７１人であり、すでに3分の2を独身女性が占めていた[10]。

独身女性宣教師が増加した背景は、この他にも幾つかの理由があった。先ず日本側には次のような理由があった。日本の主要な宣教分野は女子教育である。特に若い女性へ伝道するミッションスクールにおいて、寝食を共にするのであれば、家事・育児の制約がある既婚女性宣教師よりも、必然的に、自由に動ける独身女性宣教師の方が有利であった。また、封建的な風習が残るアジアの伝道において、男性宣教師よりも、女性宣教師が女性に接する方がスムーズであるという理由もあった。

アメリカの側にも幾つかの理由があった。大きな1つは、１８４０年代の第二次リバイバル（信仰復興運動）である。これを期に女性中心の海外伝道ムーブメントが起きたのである。元来、アメリカには周期的にリバイバル運動[11]が起きていたが、第二次リバイバル期の女性たちは、積極的にリバイバル運動に参加することで、社会的アイデンティティを獲得するようになったのである。女性たちの勢いは、家庭という私的空間から「女性の領域」を広げ、「女性による女性の仕事」のスローガンを掲げ、大規模な社会改革運動へと発展していった。

なかでも、その潮流を受けて誕生したのが婦人伝道局であった。南北戦争後の約20年間、超党派のＷＵＭＳ（１８６１年設立）を皮切りに、各教派の婦人たちは、こぞって教派ごとの婦人伝道局を組織するようになった。各派の婦人伝道局は、①独身女性宣教師の派遣②派遣した地での事業支援を目標にした。そして、各組織は、派遣する女性宣教師の選定、旅支度、旅費、給料、プロジェクト資金の調達（主な財源は献金や寄付）までを運営する法人レベルへと成長していった。こうして、各派の婦人伝道局の努力によって、独身女性宣教師を現地に派遣する条件が整えられた。当時の代表的な婦人伝道局は、長老派内だけでもフィラデルフィア婦人伝道局、ニューヨーク婦人伝道局、シカゴ婦人伝道局の３つがあった[12]。

さらにもう1つ、アメリカの女子教育についてもふれておきたい。19世紀前半、アメリカでは、すでに女子教育ブームが起き、中流女性を対象とする私立の女子中等教育機関（「アカデミー」「セミナリー」）が幾つも誕生していた。その代表格が１８３７年にメアリ・ライオンが創立したマウント・ホリヨーク・セミナリーである。マウント・ホリヨーク・セミナリーでは、「自活自修」を掲げたピューリタニズムの教育を行い、教師や女性宣教師を目指す女性を積極的に育成した。最初に日本へ来た独身女性宣教師はこうしたカレッジ卒業の第一世代であった。

さらに、南北戦争において、銃後を支え社会奉仕で力をつけた女性たち[13]は、高等な専門的教育を身に付けたい、もっと広範な女性のネットワークを築きたいと考えるようになった。19世紀後半、アメリカ北東部では、こうした女性の願いに応じてヴァッサー、ウェルズリーといった女子高等教育機関が誕生し、男子の大学教育に比肩する専門教育が教授されるようになった。こうしたアメリカの女子高等教育の興隆の流れの中で、菱川ヤスを指導したカミングス、須藤カクや阿部ハナを指導したケルシーらは、医科大学出身の高い専門性を持つ独身女性宣教師の道を選んだものと考えられる。

以上述べたように、独身女性宣教師の派遣は、女性たちが、「海外婦人伝道局」（ホームベース活動）と「独身女性宣教師」（派遣地での伝道活動）という、２つの要素を結びつける強固な組織が作れたからこそ実現したのである。また、独身女性宣教師の派遣は、アメリカ女性の職業選択肢を広げることにも貢献した。独身女性宣教師には、何よりも〝海外の貧しき異教の姉妹のために働く〟という職業的使命感が必要である。自立を目指す若い女性たちは、教師や医師と同様なやり甲斐のある「新しい職業」として、女性宣教師に注目した。

（2）宣教医

ここでは宣教医（〝Medical Missionary〟）についてふれたい。大きくは医療宣教師と呼ばれ、その中に宣教医と宣教看護婦が含まれる。ここで取り上げる宣教医は、「宣教師にして医師の資格を有し医療に従事した人々」と定義される通り、宣教を主目的とし、その１つの方法として医療や医療保護活動を行った人々をいう。実際には、宣教と医療は混然一体であったようだ。だが、宣教医たちは、その目的に向かって、内科や外科は勿論すべての分野に通用する実用的スキルを身に付けようと努力した。

英米プロテスタント各派は、当初から、医療活動を有効な宣教の柱の1つにした。明治初期は、西洋医学が充分に浸透していなかったので、英米宣教医が腕を振るう余地があったのだ。また、すでに中国では医療宣教が成功していた。そうした経緯から、1859年（安政6）、最初の宣教医J・C・ヘボンが来日し、幕府の厳しい監視下にありながら医療宣教を開始した。眼科医ヘボンは、自らの診療所で施療を行う傍ら、日本人医師たちに近代医学の知識や技術を指導した。幕末から明治にかけて、ヘボンを始めとする来日したアメリカ人医療宣教師は35名。医療宣教は横浜を中心に全国に広がった(14)。

しかし、アメリカの医療宣教は、必ずしも成功したわけではなかった。当時の医学状況をみると、鎖国下の長崎出島においては、オランダ軍医ポンペがいち早く西洋医学を伝播していた。また1869年には、明治政府は、佐賀藩出身の蘭医相良知安の進言からドイツ医学を採用すると決め、東校（後の東京大学医学部）においてドイツ式医学教育を開始した。それ以来、日本では、東大医学部を頂点とするドイツ医学に基づく医療体制が確立した。政府主導による医療の近代化は急速に進んだのだ。その間、活発に活動していたアメリカ人宣教医たちは、徐々に医療現場の片隅に押しやられ、以下のような活動の制限が加えられるようになった。

①政府管轄の国立病院で働く場合は、非キリスト教的政府の公務員となり宣教を放棄しなければならない。

②個人病院で働く場合は、医療伝道に共感したキリスト教信者を探し契約しなくてはならない。
③独立開業する場合は、地元の医師たちと競合しなくてはならない。

こうした状況に抗して、キリスト教系の病院を設立しようとする動きはあった。だが、アメリカのように慈善事業が確立していない日本において、大規模な病院を建て運営するのは難しいことだった。そこで、アメリカの宣教医たちが下した結論が「医学教育」、つまり、「キリスト教徒の医師を日本の中で育てる」という新たな戦略だった(15)。

実は、この「医学教育」という新たな戦略の追い風の1つになったのが、女性宣教医の存在なのである。全体的に、1880年代に入ると医療宣教に翳りがみえ出した。しかし、それとは裏腹に、女性宣教医たちは「西洋医学が日本に広まっていったものの、いまだに日本人女性は西洋医学の恩恵を受けていない」と主張し、活発な医療宣教を展開し始めたのだ。そして、女性や子どもと親密に関わり治療をするためには、後継者になり得る優秀な助手が必要である。医療宣教を志す若者を見出し育てなくてはならない。その場が明治初期のミッションスクールであった。

岡見京、菱川ヤス、須藤カク、阿部ハナの4人は、時代の絶妙なタイミングで生涯の師とする女性宣教医と出会った。岡見京と深い信頼関係を築いたツルーは、看護教育に強い情熱を抱く女性宣教師であった。金沢で菱川ヤスを指導したカミングスは、シカゴ婦人病院医科大学卒の新進気鋭の宣教医であった。共立女学校で須藤カクと阿部ハナを指導したケルシーは、ニューヨーク女子医科大学卒の宣教医であり、共立女学校の校医でもあった。女性宣教医たちは、あらゆる苦労も厭わず、彼女たちに最新の「アメリカ医学」を伝え、さらなる臨床経験を身に付けるためにアメリカへ送り出した。

（1）1872年（明治5）、東京神田に東京女学校、東京芝に開拓使学校付置の女学校、京都に京都女学校と3つの官立女学校が設立された。しかし、西南戦争による財政難を理由に5年後には京都女学校以外は廃校された。

（2）1899年（明治32）8月、時の文部大臣樺山資紀は、今後のキリスト教会、ミッションスクールの活躍を予想して、以下の訓令第12号を発布した。ミッションスクールが訓令を拒否すれば在校生は上級学校進学の資格を失い各種学校となり、従えば礼拝や聖書教授の宗教教育を放棄せねばならなかった。撤回運動の結果、1901年に上級学校への進学と徴兵猶予の特典は回復したが、宗教教育の禁止は1945年の終戦まで続いた。

「一般の教育を宗教の他に特立せしむる学政上最必要とす依て官立公立学校及学科課程に関し法令の規定ある学校に於いては課程外たりとも宗教上の教育を施し又は宗教上の儀式を行ふこと許さざるべし―官報第4827号 p48」

（3）『開校五拾年史』横浜共立学園 2002年 再刊 p12～13

（4）『蒔かれた「西洋の種」』川崎衿子 ドメス出版 2002年 p116～123

（5）共立女学校は、1871年の創立当初は「亜米利加婦人教授所」、その後の3年間は「日本婦女英学校」と呼ばれていた。また、WUMS創始者に因み「ドリーマス・スクール」の愛称でも親しまれた。設立時は横浜山手48番、1872年10月には山手212番に移転。

（6）『横浜共立学園資料集』横浜共立学園 2004年 p205

（７）アニー・ヴィーレ（生没年不詳）。１８７７年にＷＵＭＳから派遣。１８８４～１８８８年には混血児童教育施設の責任者を務め多くの記録を残した。
（８）（６）と同様に『横浜共立学園資料集』横浜共立学園　２００４年　ｐ１１３～１１４
（９）「私たちが愛した先生」と題した英文の手紙の一節には、「（略）先生はいつまでも私たちの先生であり、私たちはいつまでも先生の生徒です。先生は私たちにとって母であり、私たち自身は娘と思っています。（略）」と書かれている。
前掲書　ｐ２５５～２５７
（10）『アメリカ婦人宣教師―来日の背景とその影響』小檜山ルイ　東京大学出版会　１９９２年　ｐ20
（11）宗教国家としてのアメリカでは、宗教心や信仰が形骸化し世俗化すると、度々、信仰の再確立（悔い改めと回心）を促すリバイバル運動が起きた。アメリカ北東部を中心にＪ・エドワーズによる第一次大覚醒（１７３０～１７５０年）と南北戦争前の第二次大覚醒（１８００～１８４０年）が有名である。リバイバル運動によってアメリカ南部・西部の伝道、さらに海外伝道が活性化するようになる。第二次大覚醒の特徴点である女性の積極的な参加は、女性の社会化を促し、キリスト教の博愛精神に基づく奴隷制廃止運動、売春廃止運動、さらに禁酒運動、婦人参政権の獲得を含む女性解放運動へと発展し、アメリカフェミニズムの源流となった。
（12）『アメリカ婦人宣教師―来日の背景とその影響』小檜山ルイ　東京大学出版会　１９９２年　Ｐ61～１１３参照
（13）南北戦争（１８６１～１８６５年）は、女性たちの活動を広範囲にネットワーク化していった。その時代、女性たちは、銃後の守りとして、コミュニティの環境保全、志願兵の家族支援、戦場への医療物資支給の活動に勤しんだ。それらは、後に、女性が資金調達、事務処理、広報等の組織運営の手腕を身に付けることに繋がった。

(14)「来日医療宣教師と明治前期の日本の医療―1883(明治16)年大阪宣教師会議議事録から―」小野尚香『佛教大学総合研究所紀要』第12号 2005年3月 p35

(15)前掲書 p38~42

2．明治初期のプロテスタント

第2章　岡見京とツルー

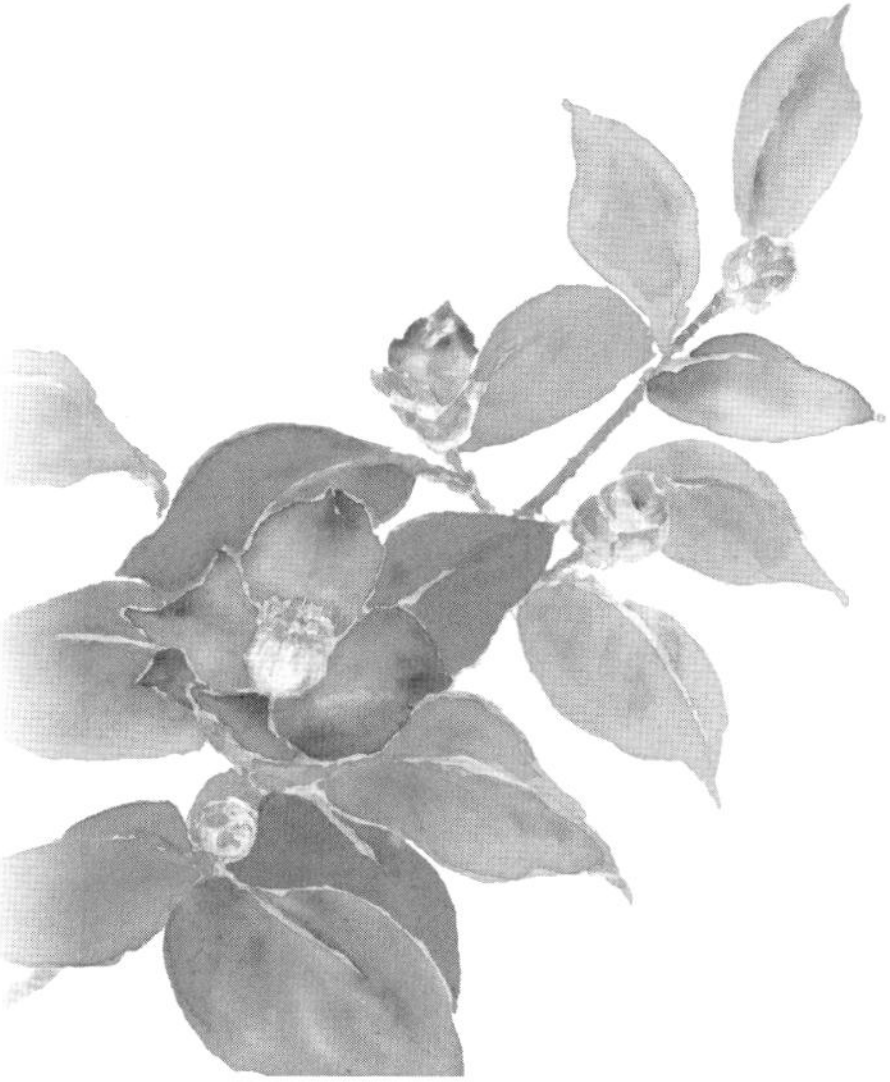

第2章では岡見京を取り上げる。岡見京は、日本で5番目の女性医籍登録者である。さらにペンシルバニア女子医科大学で学位を取得した留学クリスチャン第一号女医であった。米国医学の中心地フィラデルフィアにあるペンシルバニア女子医科大学は、多くの海外へ赴く女性医療宣教師を輩出したことで著名な女子大である。このペンシルバニア女子医科大学と岡見京を繋いだのが宣教師ツルーだった。ツルーは、宣教医ヘボン（ペンシルバニア医科大学卒医学博士）を京に紹介した。京は、宣教医ヘボンから、当時のペンシルバニア女子医科大学学長レイチェル・ボドレーの医療伝道事業について伝え聞いたのである(1)。

1. 宣教師ツルー

(1)「東洋のメアリ・ライオン」と呼ばれて

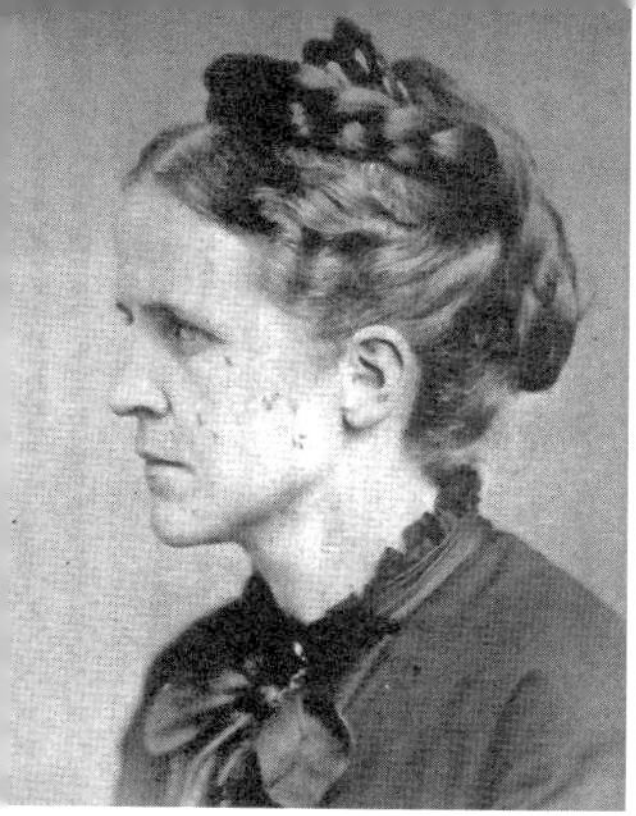
写真2. ツルー

岡見京とツルーは終生深い信頼関係で結ばれていた。京は、共立女学校在学中の1874〜1876年にツルーと出会い、人生の師として深い薫陶を受け、爾来20余年ツルーが永眠するまで共に歩み続けたのである。ツルーとはどのような人物だったのだろうか。

宣教師マリア・T・ツルー(1840〜1896年)は、ニューヨーク州ボルシンの敬虔な清教徒の家庭で育った。1865年、長老派牧師アルバート・ツルーと結婚したが、数年後に夫を病気で失っている。その後、亡き夫の海外伝道の夢を実現するべく女子伝道学校で宣教師になる準備をし、1874年、WUMSよりアメリカン・ミッション・ホームへ派遣された。しかし2年後、ツルーは、原女学校校主原胤昭《たねあき》(2)の招きに応じて東京へ移り、フィラデルフィア婦人伝道局（長老派）に移籍をする。その後、原女学校、新栄女学校で教鞭をとった後、1890年（明治23）には矢嶋楫子と共に、新栄女学校と桜井女学校(3)を統合して女子学院を設立している。

ツルーは聡明かつ意志強固であった。ツルーはマウント・ホリヨーク・セミナリーの出身者ではないが、「東洋のメアリ・ライオン」と呼ばれるほど、創立者メアリ・ライオンの理想を具現化した存在であった。マウント・ホリヨークとは、1837年にメアリ・ライオンが創立した全寮制の女子セミナリーである（1888年にはカレッジに認可）。来日宣教師の中にも出身者が数多く、マウント・ホリヨークで行われた「自治自修」の教育は、ミッションスクールでの教育モデルとして採用されるほどであった(4)。マウント・ホリヨークの特徴は、宗教教育（ピューリタニズム神学）と学問的水準の高い教科にある。全寮制（domestic arrangement＝家族的共同生活）であるが、学費は廉価であったという。当時のマウント・ホリヨークでは、メアリ・ライオンの自伝（『ライオン伝』）(5)を読み、奮起した学生たちが女性教師や女性宣教師になりセミナリーを巣立っていったという。ツルーも、この日本で、社会の要石として働く「メアリ・ライオンの娘たち」を育てたいと熱望した。

(2)　盟友リディア・E・(ベントン)バラ

ツルーは、女子教育の他に医療事業というもう1つの夢を持っていた。その夢の背景には、かつてアメリカン・ミッション・ホームで共に働いた宣教師リディア・E・（ベントン）バラ(6)の突然死という辛い出来事があった。同僚であったバラは、１８８４年に一時帰国した折、長老派フィラデルフィア婦人伝道局を訪ねて、日本には看護教育ひいては看護学校を設立する必要があると切々と訴え、その事業に対する全面的な資金援助を願い出た。それは、日本滞在中に重い肺炎に苦しんだ自らの経験からの提案だった。その時、誰しもが、バラの自信と決意に満ちたスピーチに魅了され心動かされたという。しかし、そのスピーチの数日後、彼女は再び肺炎を悪化させ54歳の生涯を閉じてしまったのだ。同年5月、バラの訴えに応えたフィラデルフィア婦人伝道局は、看護学校の設立は神が彼女に託した事業であるとして、ミッションの「特別目的」に加えることにした(7)。

ツルーにとって、盟友リディア・バラの死は耐え難い悲しみであった。2人は、宣教師になった経緯や日本での熱心な働きぶりまでもがよく似ていたのだ。それは、長老派宣教師ルーミスが「日本においてこれほどまでに尊敬されていて、思慮分別のある生活やキリスト者としての熱意が、特にその働きにおいて適している人はバラ夫人とツルー夫人のほかに二人としていないと私は信じています」と、書簡に書き残すほどであった(8)。

また、バラは社会事業家でもあった。１８７９年、彼女は、横浜居留地にあった輸出用茶の焙煎工場女工のために、「お茶場学校」(9)のの拡張計画なるものを婦人伝道局へ申請している。その拡張計画の

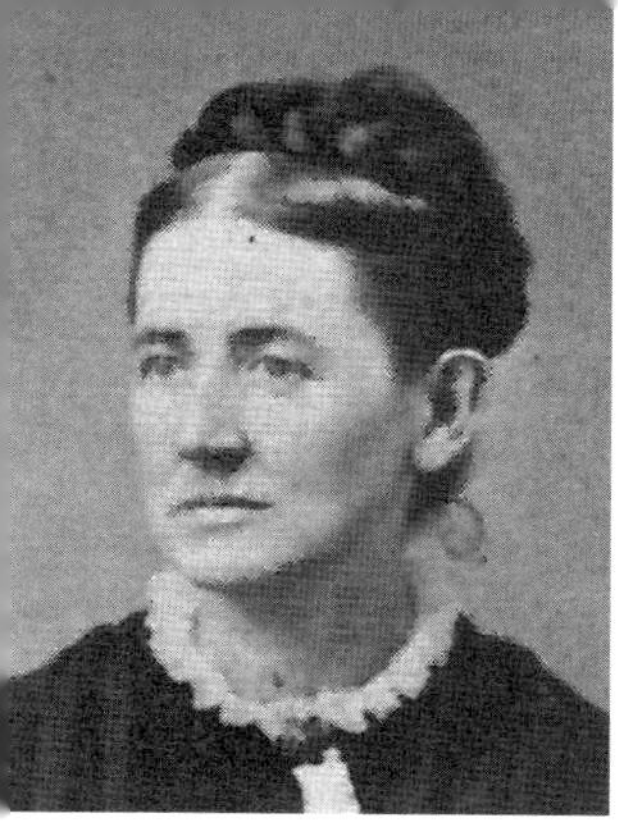
写真3．バラ

中身は、女工と子弟が100人入る施設に建物を拡張し、女工たちに聖書を語り、母親を中心に様々な面でセルフサポートができる家庭モデルを作るという革新的なものであった⑽。彼女の視線は下層労働者の女性や子どもに向けられていた。

(3) 女たちの約束

ツルーは女子教育事業、リディア・バラは貧困母子の慈善事業。2人の方向性は異なっていたが、伝道を通じて日本に「新しい女性」を誕生させるという大きな夢を共有していた。バラが急死した時、ツルーも帰国休暇中でアメリカにいたため、状況はつぶさに知ることができた。フィラデルフィア婦人伝道局が看護学校の設立を承認した時、ツルーは、バラの遺志を引き継ぐのは自分でしかないと確信した。

とは言え、看護学校設立の道のりは平坦ではなかった。先ず、古老宣教医ヘボンが看護婦教育に反対だったのだ。さらに、フィラデルフィア婦人伝道局は、他の伝道局が看護婦養成への動きを活発化させていたにもかかわらず⑾、そのための情報収集や伝道局内の意見調整を後手に回していた。その頃のツルーは焦りの中にいた。それでも、長老派海外伝道協会のギレスピー博士に宛てた書簡の中には「貪欲とか出しゃばりと言われようとも、ボードの賛同も得られ、必要額が認められるように祈ります」「私達ではなく、神のご計画だと思い進めています。……私たちが〈信頼し恐れなければ〉(イザヤ第12章2節)、私たちの神は広い地へと、私たちを導いてくださると確信します」[12]と、強い決意を書き記している。

１８８６年（明治19）、ツルーは、ついに桜井女学校の一画に念願の看護婦養成所を開設した。学校にはアメリカン・ミッション・ホームの教え子を含む６人の学生が入学した。授業は、ツルー自身が、通訳を介して生理・解剖・英語を原書で講述するほどの熱の入れようだった。ところが、その後、看護婦養成所はフィラデルフィア婦人伝道局の４０００ドルに及ぶ資金援助にもかかわらず、資金運営や婦人伝道局間の軋轢から閉鎖に追い込まれてしまった。

１８９２年（明治25）、不屈にもツルーは、長老教会宣教師を辞任し、今度は自らの力で看護学校を設立する決意をした。１８９４年には、フィラデルフィア在住の実業家婦人ウィスター・モリスの援助が得られたため、淀橋角筈《つのはず》（現新宿駅西口付近）に療養施設「衛生園」を開設し[13]、その一画に附属看護学校を設立する計画を立てたのだ。このように療養施設と看護婦養成所を同じ場所に設けるのは、当時アメリカの一般的なスタイルであり、フィラデルフィア女子病院[14]もこの方式を採用していた。この病院の看護婦養成所では、医師の講義と附属病院での実習、ダイエットキッチン（患者のために食物を調理する科）、種々の看病法の教授など活況を呈していた。ツルーは、こうした母国の看護教育を参考に構想を練ったものと思われる。

ところが、当時の東京府には「療養」をいう概念そのものがなく、衛生園の構想は役人の範疇を超えていたのだ。またしても、衛生園と看護学校の計画は、東京府の許可が得られず、進展しないままの状況に陥った。１８９６年（明治29）４月、ツルーは、持病の胃潰瘍が悪化し、バラとの約束を果たせないままに55歳の生涯を閉じた。

しかし、ツルーの蒔いた種は、計り知れない力で芽吹き始めたのである。ツルーは、宣教師としての一生の間で、幼児教育、保母養成、高等教育……そして看護婦養成と、他を圧倒する伝道事業を構想し実践してきた。その間、有り余る情熱ゆえの摩擦もあったが、教え子には「自分の務めを怠ったり、自分に力があるのに、他を助けなかった時、苦痛を感じるような女性になりなさい」と励まし続けた。ツルーの死後、多くの教え子たちはツルーの遺志を引き継いだ。そうした教え子の中心にいたのが、間違いなく岡見京であっただろう。京は、ツルーの影響で宣教医を志し、フィラディルフィアから帰国した後、ツルーの医療宣教事業を引き継いだのである。

2．岡見京の生涯と医療活動

（1）渡米までの道のり

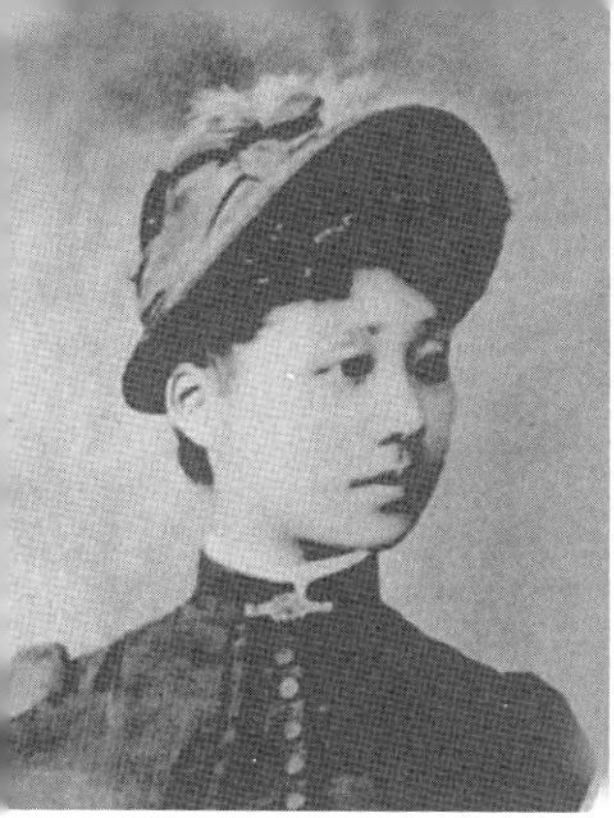
写真４．留学時の岡見京

岡見京の生い立ちから振り返ってみよう。岡見京（旧姓西田）は、１８５９年（安政６）８月15日、父西田耕平、母みよの長女として青森県⒂で生まれた。戸籍名は「けい」、兄１人と妹２人の４人兄妹であった。父方は南部藩士族、母方は陸中水野藩士族である。１８６７年（慶応３）、一家は貿易商になるために江戸（京橋）に移住した。その時、貿易のために横浜にも店を構えた。その後に母を亡くした京は、父と２人の妹と横浜山手に移り住み、姉として母の代わりをしていたという。父は再婚したが、京は、その後も貿易を営む父の片腕となり、貿易に必要な英語を習得しようと意欲を燃やしていた。

１８７３年（明治６）、14歳の京は、当時アメリカン・ミッション・

ホームと呼ばれた共立女学校に入学した。『横浜共立学園六十年史』によれば、通学生として5年間在学している。その頃の共立女学校は、まだ卒業制度が制定されておらず、京に関わる記録等はほとんど残っていない。だが、女性宣教師のもとで、英語を中心に、洋学、聖書の学び、西洋マナーをしっかりと身に付けたのだろう。後年、姪の岡見ふくが「お京おばさま」という一文を残しているが、そこに「70才を過ぎていらしたが、本当に美しい、つつましやかな、可愛い白髪のおばあ様でいらした。……〈略〉……私が一番感心した事は、彼女の自然な英語の発音の流暢さで、今でも余韻が耳にはっきりと残っている」と記している。彼女の英語力は、並々ならぬレベルで生涯衰えることがなかった。

共立女学校時代、生涯にわたる重要な2人と出会った。1人は校長ピアソンである。ピアソンの熱烈な感化を受けて、入学翌年の1874年2月には、日本基督公会（現横浜海岸教会）でJ・H・バラより洗礼を受けた。キリスト者になったことで、その後の人生の第一歩が定まったのだ。もう1人が宣教師ツルーだった。ツルーは、1874年に共立女学校に赴任し、以来真摯な信仰で多くの生徒に影響を与えた。だが、一方では、強靭な意志と行動力ゆえに「人と相いれざる傾向若しくは性質」があるとされ、2年後には、WUMSを辞めて東京へ活動拠点を移してしまうのである。それでもなお、京はツルーを人生の師と仰いだ。

共立女学校卒業後、京は、さらに英語を深めるために神田竹橋の官立東京女学校へ進学した。そして、1881年（明治14）、京は桜井女学校に英語教師として奉職することになった。元々桜井女学校創立者の桜井ちかとは、共立女学校の同窓生のなじみであった。しかし、この年、ちか

2．岡見京の生涯と医療活動

資料2．岡見家系図

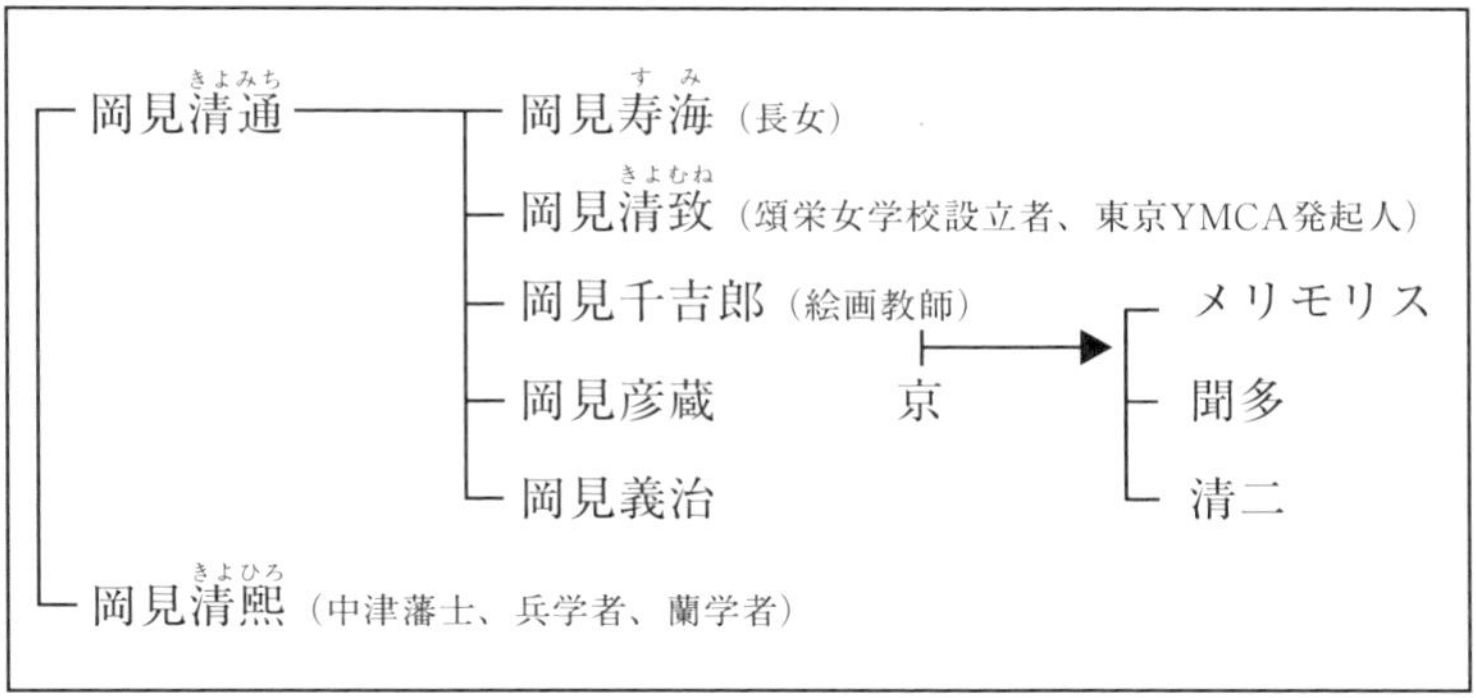

筆者作成

は牧師である夫の伝道を助けるために、桜井女学校の運営をツルーに託して函館に転居することになった。こうした経緯があって、京は桜井女学校でツルーと再会することになった。それ以降、京は、さらに深くツルーの薫陶を受けて、貧民伝道、医療伝道に目が開かれていく。この時期、同じくツルーの影響を受けた本多詮子（第4番目の女医）とも親しくなり、宣教医になる夢が次第に固まっていった。

　ちょうどその頃、京は、当時通っていた麹町教会の牧師から、クリスチャンで絵画教師をしている岡見千吉郎を紹介された。意気投合した2人は、お互いを「貧民伝道や社会福祉の実現を語り合う同志」と認め合うようになり、やがて結婚を決意した。1884年（明治17）8月15日、千吉郎26歳、京25歳のことである。2人の結婚は、当時としては珍しい恋愛結婚で、「進歩的な、且つ人生観の一致による祝福すべき結婚」と周囲に温かく受け止められた。

　岡見家[16]は明治を代表する長老派のクリスチャン・

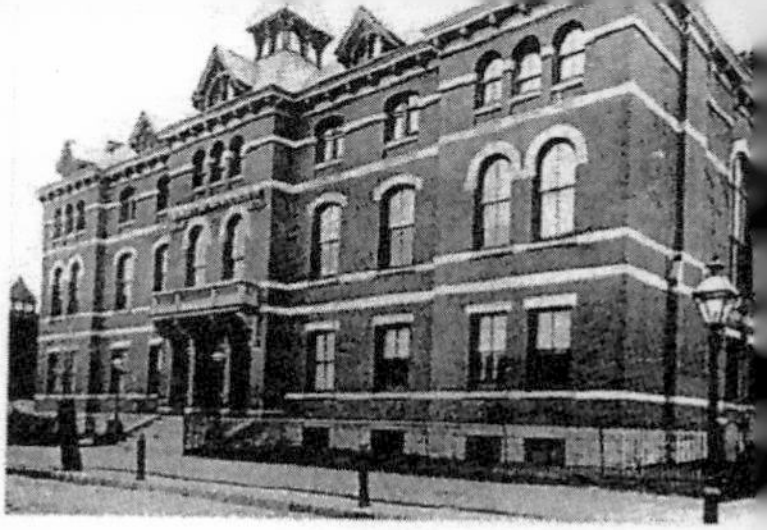
写真5．ペンシルバニア女子医科大学

ファミリーで、品川・芝に多くの土地を持つ素封家であった。千吉郎は、岡見清通の次男として1858年（安政5）に生まれた。因みに千吉郎の兄にあたる岡見清致は頌栄女学校の設立者である。千吉郎は、動植物の造詣に深く温和な性格であったが、進取の気性を持つ行動派クリスチャンであった。結婚直後、2人は、新しい世界を切り開くために共にアメリカへ留学する決意をした。そして、早くも結婚の翌月、千吉郎は花嫁より一足先にミシガン農科大学（現ミシガン州立大学）へ旅立った。

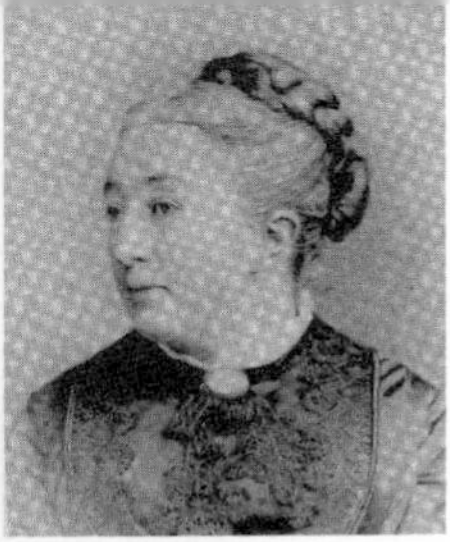
写真6．ボドレー学長

（2）ペンシルバニア女子医科大学

1885年（明治18）9月、京は、ペンシルバニア女子医科大学に入学した。ペンシルバニア女子医科大学（1850年創立）は、世界で最初の女子医科大学である。大学は、女性医療宣教師を養成するために、宗教・国籍・人種の差別なく外国留学生にも門戸を開き教育をしていた。フィラデルフィア婦人伝道局は、当初10年間の入学者が伸び悩んだことから、奨学金制度を設けてこの大学を支援した。京は、ツルーから学長レイチェル・ボドレー[17]が医療伝道事業に理解があることを知らされ、深く共感し留学を志した。

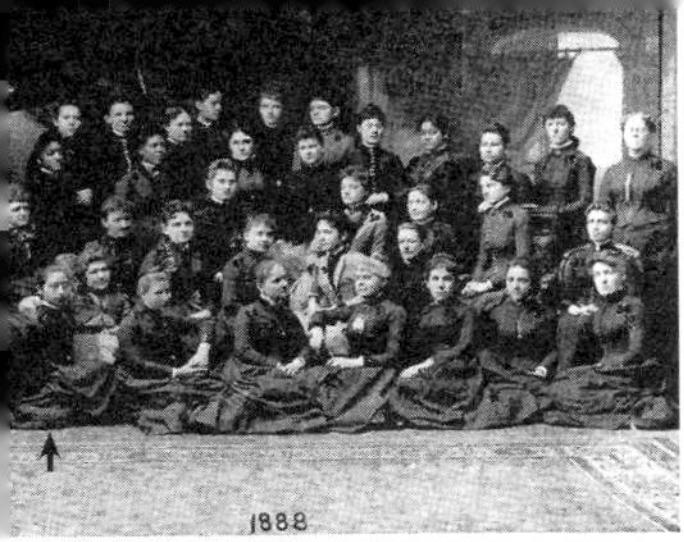

写真８．医大集合写真
（↑印が京）

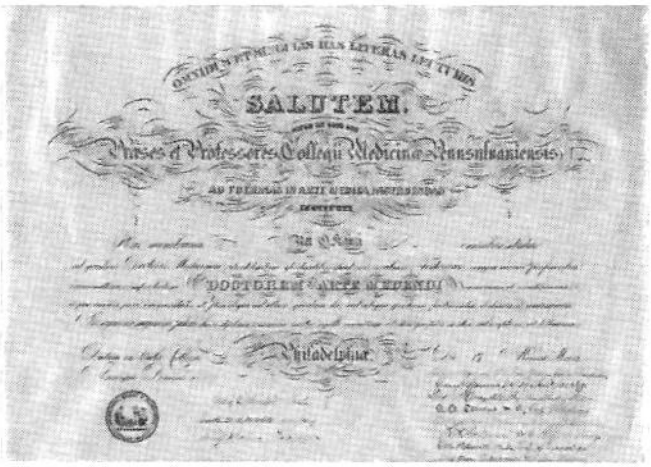

写真７．医学博士学位記

資料３．明治前期の女医登録状況

氏名	登録年月	本籍地	出身校
１．荻野吟子	1885年12月	埼玉	好寿院
２．生澤クノ	1887年３月	埼玉	東亜医学校
３．高橋瑞	1887年11月	愛知	済生学舎
４．本多セン	1889年８月	静岡	成医会講習所
５．岡見（西田）京	1889年８月	東京	ペンシルバニア女子医科大学
……８番．菱川ヤス、22番．吉岡弥生、50番．阿部ハナ、51番．須藤カク……			

「明治女医の基礎資料」三﨑裕子『日本医史学雑誌54巻第３号』2008年を参考に筆者作成

京にもう１つの幸運が重なった。これもツルーの紹介だったが、敬虔なクエーカー教徒（フレンド派）で鉄道会社重役のウィスター・モリス夫妻が、フィラデルフィア滞在中の後見人の役割を買って出てくれたのである。フィラデルフィア・フレンド婦人外国伝道協会会長のメリー・モリス夫人は、日本人留学生を自宅に招き交流の場を提供するなど、学生への支援を惜しまない人物として有名だった[18]。後年、ツルーと京が「衛生園」を作った時には資金提供もしている。京は、モリス家に温かく迎えられ、アメリカの幸福なクリスチャン・ホームの生活をじっくり味わうことができた。

当時のペンシルバニア女子医科大

学では、化学、薬物学、産科学、婦人科学、解剖学、外科学、病理学、組織学が教授された。講義は午前9時から夕方6時まで続いた。さらに進級すると、内科学、治療学、耳鼻咽喉科学、眼科学の他、解剖実習や週2回の病院での診療実習が加わった。1889年（明治22）3月、京はそのすべての学科を優秀な成績で卒業し、医学博士"Doctor of Medicine（M.D）"の学位を取得することができた。

後年、モリス夫人が同志社で講演を行った時には、京の4年間の成長ぶりを「4年経たときには、全く変わって、顔色も充分に紅みを保ち、肉付き、実に壮運なる人となり、学問も進歩致しました」と紹介している[19]。京は、帰国の際に聖書関連の本20冊、人体骨格標本、水銀体温計、手術道具、顕微鏡、病院食レシピを持ち帰っている[20]。1889年5月、京は千吉郎と共に帰国を果たした。千吉郎31歳、京30歳であった。同年8月、京は、医籍登録を行い留学クリスチャン女医第1号になったのだ。

（3）慈恵医院と衛生園の活動

1889年9月、京は、高木兼寛が設立した東京慈恵医院婦人科主任に招かれた。高木は、薩摩藩士時代に英国人医師ウィリスから英国医学の実地教育を受け軍医となった人物である。高木は、後に留学したロンドンのセント・トーマス病院医学校で、英国医学の特徴である「臨床医学」「ナイチンゲール式看護と看護婦養成」「慈善医療」を学び帰国した。その当時の英国は、女性の

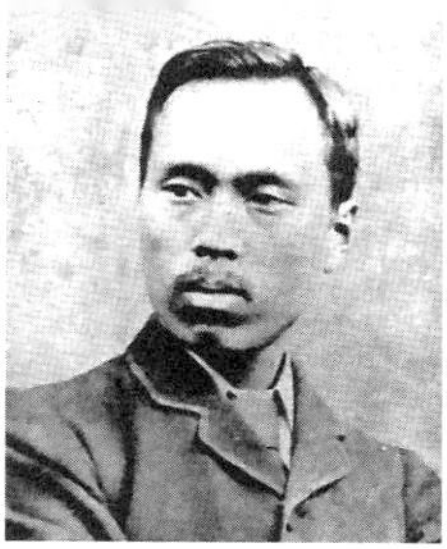

写真9．高木兼寛

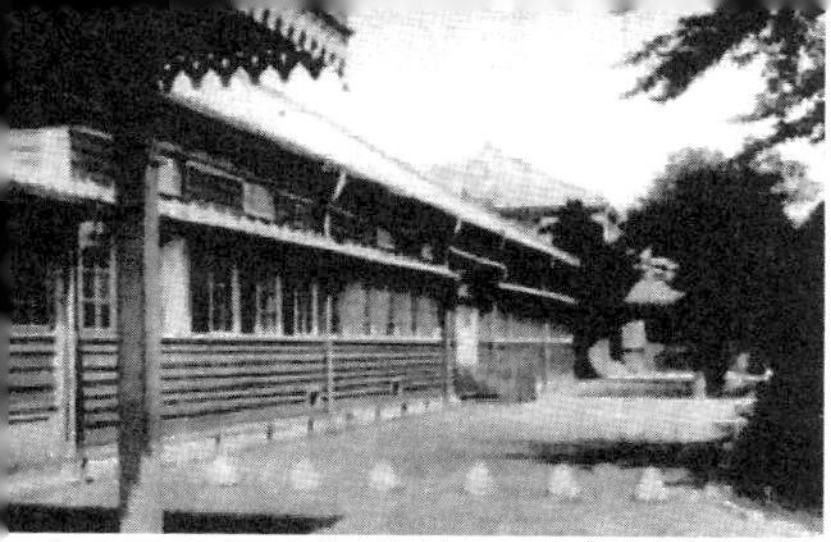

写真10．京の診察室

社会進出が目覚ましく、女性医師や看護婦が活躍する姿を目の当たりにした高木は、日本の医学においても女性の参加を積極的に推し進めようと考えた。そして帰国後、日本の医療を刷新するべく、「病気を診ずして病人を見よ」をモットーに、貧民救済を目的とする東京慈恵医院[21]を設立した。

まさに、この病院での婦人科主任は、アメリカ仕込みの京に適材適所の職場だった。京の婦人科診察室は、旧知の本多詮子が週2回助手を務め、クリスチャンの松浦里子が看護婦取り締まりに就くなど、願ってもない環境であった。吉岡弥生に懇願されて「女医学生懇談会」顧問になったのもこの頃であった。ところが、3年後にある出来事が起きた。1892年（明治25）、皇后陛下が東京慈恵医院を行啓した際、京は宮内庁の女性に対する差別的対応に抗議をして、辞職を決意したのである[22]。

一方、家庭生活では、在職2年目に長女メリモリス（恩師モリス夫人から命名）が生まれた。さらに、長男聞多、次男清二と3人の子どもに恵まれた。京は、辞職以降自宅で開業したり頌栄女学校の教頭に就任したり多忙ではあったが、仕事とクリスチャン・ホームの両立という難しい課題に立ち向かう充実した日々を過ごしていた。その後、一家は、ツルーの医療伝道に協力するために、ツルーが住む衛生園に移り住むという決断を下した。ちょうどその頃、ツルーは、衛生園と附属看護養成所の設立に向けて八面六臂の活躍をしていた。衛生園は、ツルーにとって、同僚バラの闘病から着想した「女性が病前病後に安心して静養できる小規模な療養所」、今でいう「女性のためのサナトリウム」なのだった。ツルーは、日本の伝道のためには、先ず日本の家庭改革が必要と考えていた。結核が蔓延した当時、家族の中心である女性の罹患が頻発した。女性が病床に就いた時、安心して療養できる場所と、家庭看護の心得のある看護婦がどうしても必要である。ないならば作らなくてはならなかった。

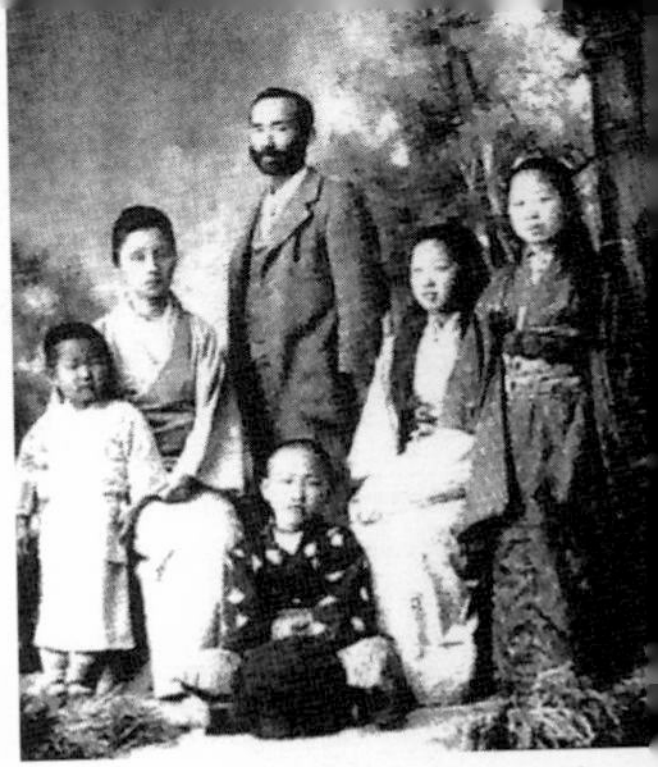
写真11．衛生園時代の家族写真

既述したように、1893年（明治26）、2人は、東京府に対して「衛生園（Tsunohadzu Sanitarium）」の申請を行ったが、「療養」「サナトリウム」という概念が理解されないがために却下される。その後、持病の胃潰瘍が悪化したツルーは、衛生園の桜が静かに咲く夜、京に看取られて天国へ旅立った。横浜時代の優秀な教え子が、衛生園で我が身の最期を見守ってくれた。このことはツルーにどれほどの大きな慰めを与えただろうか。

1897年（明治30）11月、ついに衛生園は、京たちの運動が実り、ミッション系赤坂病院の分院（婦人・小児科）として開園が認められた。赤坂院長の宣教医であるW・ホイットニー一家とは、妹のクララ・ホイットニーを通じて京と親交があった。ツルーが亡くなり、衛生園自体は長老派東京ミッションの管轄になったが、京が病院の当直医（管理医）を務め、夫千吉郎と共同で運営するよう

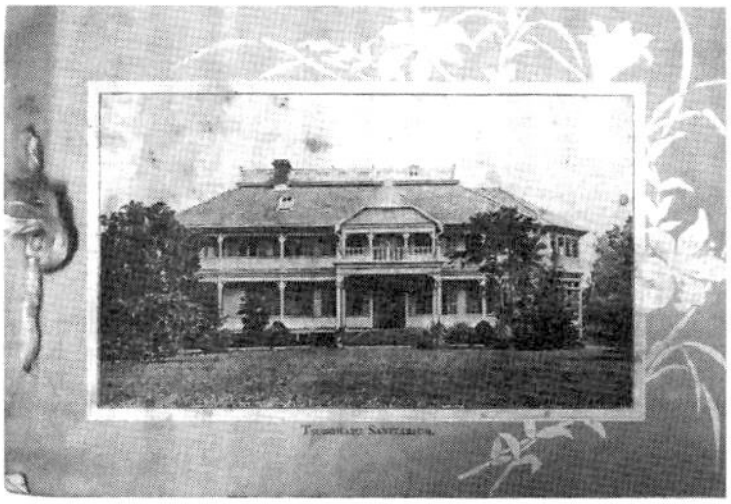

写真12. 衛生園のパンフレット

に取り計らわれたのだ。一家はここで生活を営み衛生園を運営した。武蔵野の広大な自然に囲まれた衛生園には、2階に病室、1階にサンルーム、食堂、診察室、薬局、庭には千吉郎が作った美しい花壇があったという。また、付属の看護婦養成所では、ナイチンゲール式看護に忠実な指導が行われ、特に派出看護婦の養成に重点が置かれた。

一方、洋館が表紙を飾る衛生園パンフレットには英語表記の部分があった。そもそも衛生園は、来日宣教師たちの治療を始めとする、在日外国人や上流階級の女性を対象とする療養所が出発点だった。その内容は、診察内容、食事、室内装飾等の自由度が高かった分、利用料は1日当たり1等2円、2等1.5円であり、当時の物価からみても極めて高額だった。明治初期の医療伝道が主に慈善医療だったことから考えると、一連の衛生園の活動は、言わば〝上からの医療改革〟であったのだろう。

そして、開園から13年後の1906年（明治39）、衛生園と看護婦養成所は、共に閉鎖を余儀なくされた。理由は、支援元のフィラデルフィア婦人伝道局の援助打ち切り、実習病院を持たず派出看護に重点を置く看護婦養成の失敗等々である。実際に経営は苦しかった。吉岡弥生が「その頃、発病初期または恢復期の病人はほとんど重要に考えられていませんでした。入院することさえある種の躊躇を感じていた当時の人々には、病前、病後の保養に金を使うなどということはほとんど頭にありませんでした。岡見さんの新しい仕事も結局理想に終わってしまいました」と述懐したように、衛生園の理想は、日露戦争後の混沌とした世の中に受け入れられなかった。衛生園の建物は、女子学院高等科の分教場兼寄宿舎に転用、さらに、１９２０年に女子学院高等科が東京女子大学に統合された際には仮校舎になった(23)。

(4) 祈りの生活へ

衛生園の閉鎖後、京は医師の仕事を退く一方、女子学院で英語を教え、岡見家の教育事業である頌栄幼稚園の園長を務めた。しかし間もなく、京は49歳で乳がんを患い再三手術を受けることになった。手術の際、京は、手術台の上から執刀医に色々と指示を出したという。さらに6年後、今度は愛娘メリモリスが母と同じ病に倒れた。ソプラノ歌手として将来を嘱望された矢先の出来事だった。闘病の後、メリモリスは23年の生涯を閉じた。最愛の娘を失った悲しみは、それまでの京の明るさと医師としての気概を奪い取った。

その後、すべての公職を辞した京は、夫千吉郎と共に下目黒の静かな屋敷に移り、家庭集会を開き未信者への伝道を熱心に行うようになった。深い悲しみを乗り越えた京の印象は一見弱々しく映るが、神の愛を信じる信仰そのものは底知れず深くなった。晩年、自ら多くを語らなかった京であるが、「わたしはあなたの行い、愛、信仰、奉仕、忍耐を知っている」（ヨハネの黙示録第2章19節）の聖句通りの人生を歩んだ。千吉郎は１９３６年（昭和11）10月に肺炎のため78歳で

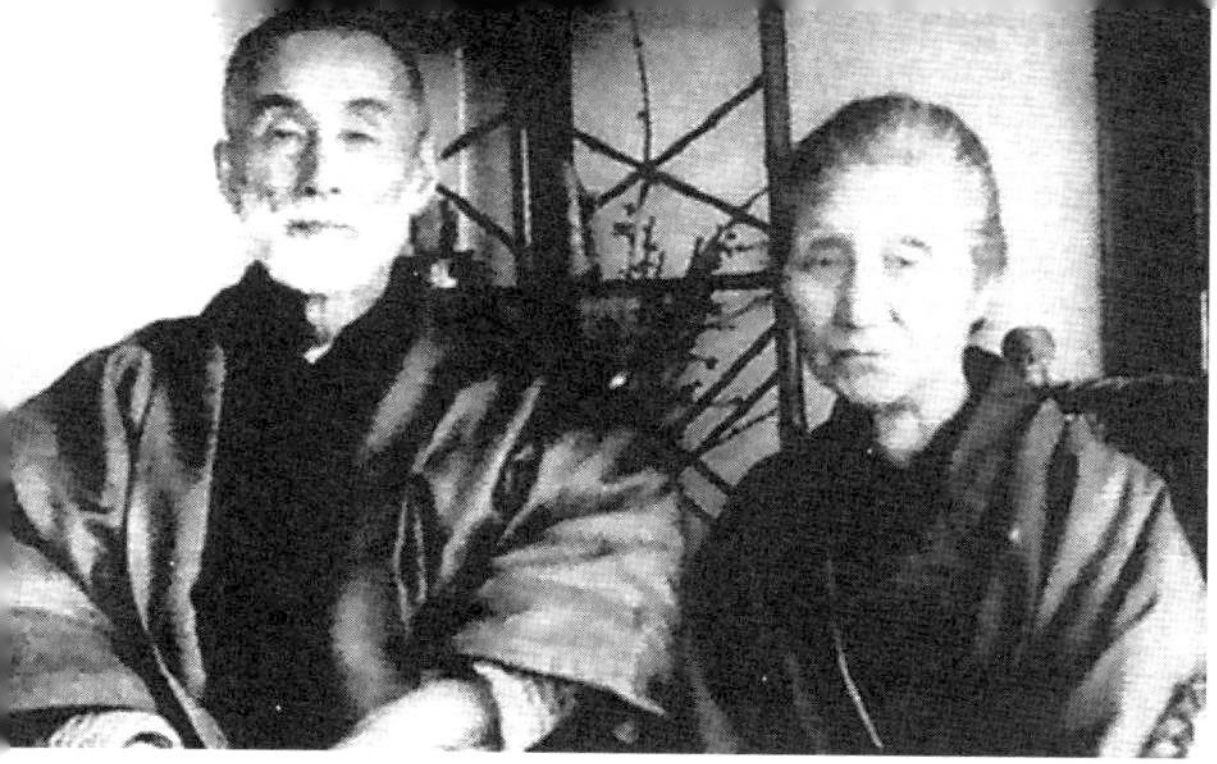

写真13. 晩年の岡見夫妻

永眠。京はがんが再発して１９４１年（昭和16）9月に81歳で永眠した。

京の生涯を振り返ると、明治期の女性医師の中では、すべてにおいて恵まれた境遇を生きたと思われる。人生の後半は、病をきっかけに社会活動から離れ、穏やかな信仰生活に入った。だが、京の心の底には、常に、少女の日に出会った神への信仰、自由な思想、使命感が流れ続けていた。京の人生は、その前半においては、一医師として「命の蘇り」に尽くし、後半においては、「病める心の再生の導き手」として全力を尽くしたのだ。

最後に、１８９９年（明治32）『ツルー婦人之伝』に書かれた京の哀悼文の一部を転記しよう。若き日にツルーと築いた信頼関係はかくも深かった。

「ミセスツルー師は堅信上帝に奉事し、使徒をもって私淑す。嘗て福音伝播の為め清国にあり。日本に来朝し小妹と相識れるは、師が共立女学校に教師となり、小妹が後進として教訓を受けしを初とす。爾来二十有余年、小妹の師に於ける生母も啻ならざりき。殊に師が永眠前の二、三年間は小妹幸いに師と寝食を共にし、師が忠実と博愛とに感化薫陶せられて感激せしこと其幾回なるを知らざりき。師、常に身を所する頗《すこぶ》る倹に、事苟《いやしく》も善なれば其の大小を問わず常に率先して親《みずか》ら之に当たり諄諄《じゅんじゅん》として倦まざること十年一日の如くなり。師の懇篤なる熱心なる輔導誘掖《ほどうゆうえき》に感奮して起ち、生命の水に浴せしもの多かりき。（略）其容貌や宛として未だ小妹等の眼底にあれどもツルー師今也亡し哀しいかな。明治三十二年十月　岡見けい」

（1）『ディスカバー岡見京（私家版）』堀田国元　2016年 p30

（2）原胤昭（1853～1942年）、クリスチャン実業家、社会事業家。1874年東京第一長老教会でK・カロザースより受洗。1876年に原女学校を設立。その後1878年、原女学校は、西南戦争後の不況もあり新栄女学校（1873年設立、旧B六番女学校）に合併される。

（3）桜井女学校は、1876年桜井ちかが開設した英女学家塾に始まる。1879年高等小学科、1880年私立幼稚園を併設。アメリカ長老教会の支援を受けミッションスクールになる。1884年に保母養成のための幼稚保育科、1886年に看護婦学校を併設。1881年、ちかが夫（牧師）と函館へ転居したため、経営はツルーに委ねられた。1890年、桜井女学校はツルーによって女子学院へ統合される。

（4）「明治期『キリスト教主義女学校』に対する米国マウント・ホリヨーク・セミナリー出身者の影響」齊藤育子『日本比較教育学会紀要』10号　1984年 p89～95

（5）1857年アメリカ・トラスト協会から『ライオン伝』が出版された。本には、卒業生と教師の中から多数の宣教師が生まれ、全世界に派遣されていく様子が紹介されている。日本では、宣教師ダッドレーの抄訳『メレイライヲン一代記』として出版され、『女学雑誌』（第115～118号、明治21年）に掲載された。この本によってライオンの福音伝道と女子教育の概要が日本へ伝えられた。

（6）リディア・E・（ベントン）バラ（1829～1884年）はニューヨーク州ウースターに生まれた。長老派牧師であった夫オーランド・ベントンを南北戦争で失った後、1873年、一人息子を本国に残したままWUMS宣教師としてアメリカン・ミッション・ホームへ赴任した。1875年にジョン・C・バラと再婚して以降、夫が「バラ学校」を運営することになったため東京築地居留地へ転居している。
(7)『アメリカ婦人宣教師─来日の背景とその影響』小檜山ルイ 1992年 東京大学出版会 P214～217
(8)『宣教師ルーミスと明治日本─横浜からの手紙』岡部一興編 2000年 有隣新書 p153
(9)明治初期、開港直後の横浜居留地（横浜山下町一帯）には、外国商館が経営する輸出用茶の焙じ工場があった。そこでは、数千人の近隣女性が灼熱地獄の中で女工として働き、その子どもたちは、母が働く間は日中の路上に長時間放置されていた。バラはそうした日本の貧しい子どものために託児所を開き、それは後に「お茶場学校」と呼ばれた。バラは、暑さで喘ぐ子どもに牛乳を与え、身の回りを清潔に整え、歌や聖句の暗唱、聖書の話を語り聞かせた。お茶場学校は、その後、住吉町教会（現横浜指路教会）の一画に移転し住吉町教会の管理のもとで慈善事業として1899年（明治32）まで続いた。
(10)「明治前期の幼児教育における19世紀アメリカの影響（2）─お茶場学校の活動とその意味─」内藤知美『日本保育学会大会研究論文集』第53号 2000年 p458～459
(11)日本で最初の看護学校は、1885年（高木兼寛設立）の有志共立東京病院看護婦教習所であり、長老派宣教看護婦マリー・L・リードが尽力した。その後、プロテスタント宣教師全体会議（1883年大阪開催）で看護婦養成決議がなされ、1887年には京都看護学校が設立された。ツルーが看護学校設立を思い立った時、以上の構想が競合する状況にあった。
(12)『ツルー書簡集─日本女性の自立を求めて』早川扶仁子訳 2010年 女子学院 p119～123
(13)ツルーの書簡には、女性同士で支え合い医療を受ける場、クリスチャン女性と看護婦で運営される「ホーム」という言葉が出てくる。この構想を具体化したのが「衛生園」だった。「衛生園」は病院というよりは、身体と心を癒やす「療養の場」。女性が日々の労働から解放され安心して医療を受けるための斬新で貴重な実践だった。

(14)「費府女子病院の景況」『女学雑誌』第60号　１８８７年

(15)出生地に関しては、北海道小樽区色内町27とする文献もあり詳細は不明である。

(16)岡見家は、奥平中津藩（現大分県）の開明派家臣であった。一族の１人で同藩の江戸家老を務めた岡見清熙《きよひろ》は、福沢諭吉を江戸に呼び蘭学塾を開き、慶應義塾の原点を作った人物である。千吉郎の父岡見清通《きよみち》は、清熙《きよひろ》の兄にあたる。

(17)１８７５年、レイチェル・ボドレーは、学生たちに医療宣教師への志願を勧めるスピーチを行った。その結果、レイチェルが学部長を務めた１８７４～１８８５年の間、多くの卒業生が医療宣教師として海外で活躍するようになった。

(18)モリス邸での交歓会には、新渡戸稲造、内村鑑三、津田梅子、河井道ら錚々たるメンバーが参加していた。モリス夫妻は、津田梅子の留学に積極的な支援をした他、普連土女学校（フレンド派）の開設にも尽力した。

(19)「岡見ケイ―天職と病気のはざまで―ドクター岡見（一八五九～一九四一）の生涯―」
太田妙子『医譚』97号　２０１３年　ｐ44～45

(20)『ディスカバー岡見京（私家版）』堀田国元　２０１６年　ｐ43

(21)１８８２年（明治15）、高木兼寛は、貧民救済を目的とする有志東京共立病院を設立する。１８８５年には看護婦養成所を付設。その後、皇后陛下を総裁に迎え「慈恵」の名を賜ったことから１８８７年に東京慈恵医院と改称する。さらに１９０７年に東京慈恵会医院に改称し現在の東京慈恵会医科大学附属病院に至る。高木自身は脚気の撲滅にも尽力し「ビタミンの父」と呼ばれた。

(22) 宮内庁は、１８９２年の皇后行啓の際、医師全員が整列して奉迎するよう指令した。だが、紅一点の京には、女性であるために（あるいはキリスト者のためか）「拝謁を遠慮するように」と指示。女性解放が進むアメリカで学んだ京は、その処遇に納得できなかったという。ただし、辞職の理由には、ツルーの医療伝道へ協力するためだったとする説もある。

(23)『ディスカバー岡見京（私家版）』堀田国元 ２０１６年 ｐ１０７

第3章　菱川ヤスとカミングス

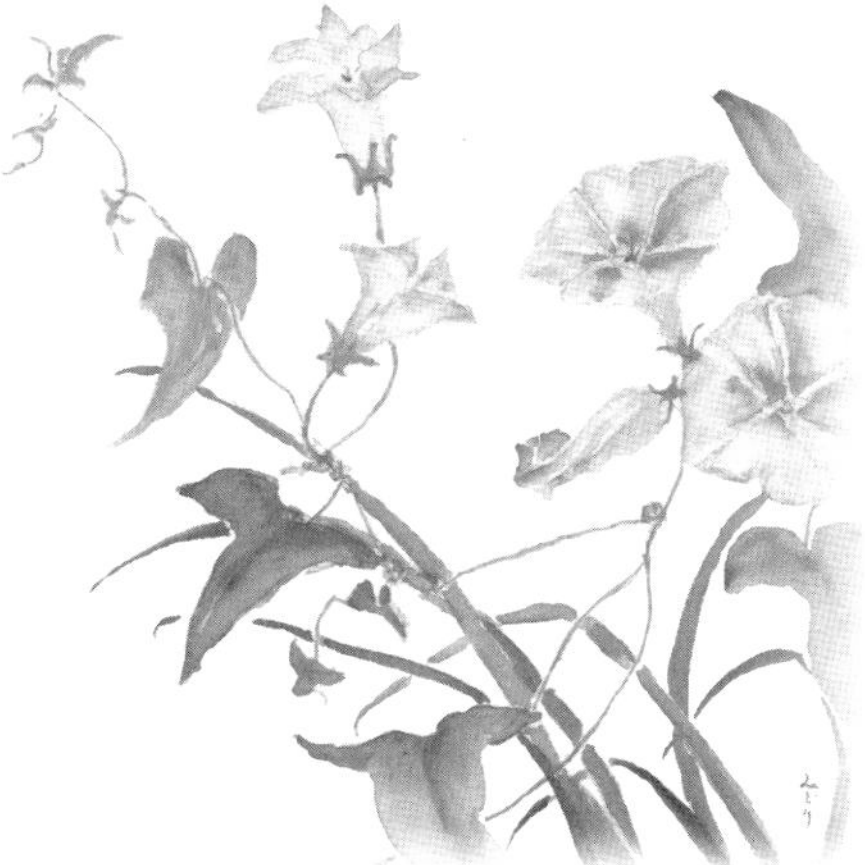

菱川ヤスは、シカゴ女子医科大学に留学し女性として8番目の医籍登録者（1891年4月登録）になった。彼女の全体像を知るには、信仰生活、アメリカ留学の詳細、具体的な医療活動等々の記録が必要だが、ごく僅かな資料しか残されていない。4人の中ではただ1人成人後の写真がなく不明な点も多い。

しかし、確かなのは、菱川ヤスが、女性宣教医から直に医師教育を受け、その恩師の出身大学に留学する非常な幸運に恵まれた女性だったことだ。ヤスは、当時最先端のアメリカ医学を学び、さらに現地に残り医師の腕を磨き続けた努力家でもあった。その彼女を指導し励まし続けたのが、北陸金沢に赴任した若き宣教医サラ・K・カミングスである。

1．宣教医カミングス

（1）初の長老派宣教医として

宣教医カミングスとはどのような女性だったのだろう。サラ・K・カミングス（生年月日不明）は、インディアナ州スパイスランドで生まれた。1883年（明治16）、シカゴ（婦人病院）女子医科大学でMDを取得し、同年10月アメリカ長老派シカゴ婦人伝道局初の女性宣教医として来日した。その時代、アメリカが送り出した女性宣教医8人の1人である。『アメリカ西部の女性史』によれば、その当時のアメリカ女子医大の入学者平均年齢が33歳であったことから、来日当時の年齢は30代半ばであった可能性が高い(1)。

カミングスは日本へ派遣されることを熱心に祈っていたというが、果たして、カミングスはどのような理由で宣教医を目指したのだろうか。その詳細については不明だが、当時のアメリカの状況を振り返ると、以下のような時代背景が浮かび上がってくる。

資料4．1880年代から1890年代にかけて来日した
アメリカ人女性医療宣教師一覧

名前	教派・ミッション	在日期間	活動拠点	指導学生
カミングス	長老教会	1883～1990年	金沢・京都	菱川ヤス
ハミスファー	メソジスト監督教会	1883～1886年	函館	
ケルシー	WUMS	1885～1891年 1898～1902年	横浜	須藤カク 阿部ハナ
バックリー	アメリカン・ボード	1886～1892年	京都	
ライト	長老教会	1887～1888年	東京	
ホルブルック	アメリカン・ボード	1889～1896年 1902～1910年	神戸など	
ゴールド	カンバーランド長老教会	1891～1922年	大阪・長崎	井上トモ
スチーブンス	ディサイプルス派	1892～1907年	東京・秋田	寺田やほ 佐藤くみ

（出典）『医学とキリスト教』（藤本大士 法政大学出版局 2021年）より

その1つは、米国長老教会内における宣教状況の変化である。すでに述べたが、アメリカプロテスタント各派は、アジアの宣教に対しては、現地の人々の警戒心を解くことが先決と考え、早くから医療宣教に力を注いでいた。しかし、1870年代に入り、宣教活動がスムーズに進められるようになると、男性医療宣教師たちは、医療活動から宣教本来の活動へ軸足を移す必要があると主張し始めた。ところが、1880年代に入ると、今度は、女性医療宣教師たちが、「西洋医学が日本に広まっていったものの、いまだに日本人女性は西洋医学の恩恵を受けていない」と主張し、活発な医療宣教を展開していくのである。その中、アメリカ・メソジスト監督教会は、すでに1870年代から女性医療宣教師の派遣に積極的で、アジアに数名の女性宣教医を派遣していた。その状況を記した『婦人

海外伝道局の医療宣教―メソジスト監督教会』（１８８１年：J. T. Gracey）という書物の出版が、大きな影響力を与えた。１８８１年（明治14）、米国長老教会も、ついに女性宣教医の派遣を決定した。カミングスは、米国長老教会が派遣した最初の女性宣教医だった。

２つめは、アメリカの医学教育に関することである。19世紀後半、その頃のアメリカでは、女子教育の普及、フェミニズム、民間の健康改善運動という３つのムーブメントが重なり、医者を目指す女性が増えてきた。「女医の黄金時代」が到来したのである。当時のアメリカでは、医学教育の大衆化や女性特有の病気は女医が診断すべきとの風潮もあって、今まで女性の入学を認めなかった医学校が女性に門戸を開き始めたのである。その流れの中で、ペンシルバニア女子医科大学を筆頭に５つの名門女子医科大学が新設された。カミングスが学んだシカゴ（婦人病院）女子医科大学もその１つである。その後、１８９０年代にはペンシルバニア女子医科大学を除く４校が廃止になったが、女子医科大学の学問レベルは、男性が対象の医科大学と比較しても遜色のないものであったという。

しかし、名門女子医科大学とはいえ、設立当初から大きな問題を抱えていた。と言うのも、卒業生たちは、女子というだけで地元医師会に受け入れを拒まれることがあったのだ。そこで、一部の卒業生たちは、当時興隆したリバイバル運動の影響を受けて、宣教医になる道を選ぶようになった(2)。そうした状況に対して、プロテスタント各派の婦人伝道局も、宣教医を目指す女子医大生を積極的に支援するようになった。カミングスも、女子医科大学在学中に、そうした医療宣教や女性宣教医に関する具体的な情報を聞き知り、宣教医を目指した可能性がある。

また、こういう記録が残されている。宣教医ヘボンは、来日する前の１８４３〜１８４５年にかけて中国（厦門）で医療宣教を行っていた。その時、ヘボンは当地でウィリアム・カミングスという医療宣教師と出会い協力関係にあったと伝わっている[3]。仮に、このウィリアム・カミングスなる人物が、サラ・カミングスと何らかの血縁関係にあるのであれば、彼女が宣教医を目指した動機の解明にさらに繋がるのかもしれない。

（2）金沢での医療宣教

１８８４年（明治17）、カミングスは金沢で医療宣教を開始した。カミングスの活動については、彼女が金沢に派遣された経緯を含め、米国長老教会の北陸伝道の話から始めよう。

米国長老教会は、かねてから北陸の藩都「金沢」を北陸伝道の重要な拠点と考えていた。だが、仏教の信仰が篤い土地であることから、キリスト教には冷淡かつ迫害などの困難も予想された。１８７９年（明治12）、米国長老教会は金沢と下関の伝道を開始すると決定した。この年、長老派の宣教師団代表であったヘボンは、当時来日中だった宣教師トマス・C・ウィン[4]に、下関の宣教師または石川県中学師範学校の教師のどちらをやるのかと打診した。ウィンは、「大藩の城下であるにもかかわらず、文化の程度がやや遅れ、しかも仏教の勢力が熾烈であると聞き、このような地方こそ己が生涯を献ぐべきところ」と考え金沢行を選択したのである。その年、ウィンは、妻のイライザ、同じく師範学校の英語教師に任命された宣教師ツルー（第2章参照）、日本人伝道

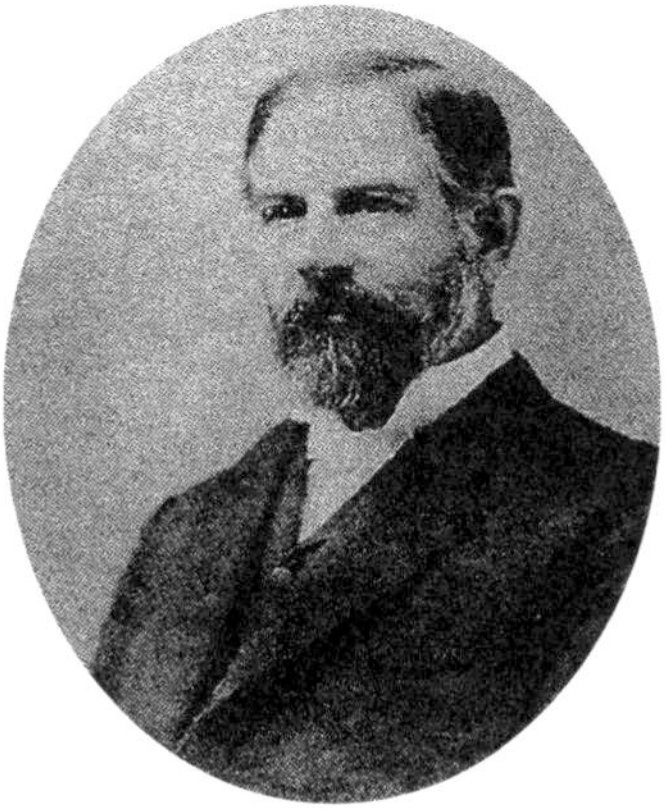

写真14．ウィン

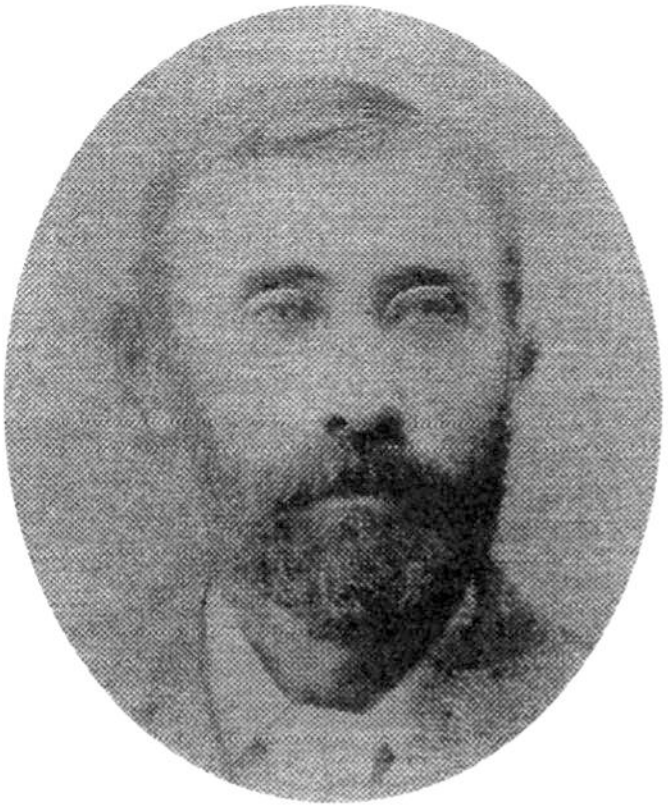

写真15．ポーター

師2名を伴って金沢に到着した。

その後、ウィンは師範学校の任期満了後も金沢に留まる決意をする。彼は、苦難をかえりみず、日本基督教一致教会金沢教会（現金沢教会）、愛真学校（後に北陸英和学校と改称、北陸学院前身）、金沢女学校（北陸学院前身）を次々に設立した。そして、これらウィンの北陸伝道の片腕を担った1人が、同僚の宣教師ジェームス・ポーター[5]だった。1884年、カミングスは宣教師ポーターと結婚し、ポーター夫人として活動することになる。

金沢の宣教は勢いを増した。ウィンは、金沢での宣教の柱を伝道、女子教育、医療の3つに定めた。そして、彼は早い段階から、医療が遅れた金沢には、医療伝道が必要であり有効であると気が付いていた。医療伝道の実現には、ぜひとも女性宣教医の着任が必要である。ウィンは、西日本の（長老派）宣教統括者である宣教師トマス・アレクサンダーとニューヨーク海外伝道局のラウリー総主事に宛て、女性宣教医の要請と、この他に若く実力ある女性宣教師を複数派遣するように手紙を出した。

奇しくも、シカゴ婦人伝道局が日本へ派遣する女性宣教師を募集していた。何人かの若い女性志願者の中にカミングスもいたのだ。

1883年4月、長老派「大阪ミッション常置委員会」は、日本へ派遣する婦人宣教師4人を決定した。その内、3人が金沢行きを希望した。フランシナ・ポーター(6)、メリー・ヘッセル(7)、そして宣教医カミングスであった。

(3) ヤスとの出会い

カミングスは、1884〜1887年までの3年間を医療伝道に捧げた。具体的にどのような活動であったのか。当時のプロテスタント伝道局は、女性宣教医に対して、ミッションスクールの校医か、あるいは居留地内外の診療所で在日宣教師の診療にあたるか、この2つを奨励していた。ところが、カミングスは、自宅を診療所にして医療伝道をする道を選んだ。

彼女は、往診も含めて1884年には延べ846人、1885年は体調を崩しながらも340人の患者を診察した。カミングスの知名度は徐々に広がり始めた(8)。カミングスの医療レベルの高さを窺える逸話が残されている。ある時、カミングスは、金沢市の病院主任医師から、その医師が担当するチフス患者を助けてほしいと頼まれた。そこで、チフス患者の治療経験があった彼女は、惜しげなくアドバイスを与えることにした。しかし、適切なアドバイスをしたにもかかわらず、その医師はモルヒネ注射を頻繁に投与するという不適切な治療を行い、患者を死に追いやってしまった。この一件から、カミングスは、当時の日本人医師の能力、ひいては日本の医療教育のレベルに強い疑問を感じ始めたという(9)。

ちょうどその頃、同じく長老派の宣教看護婦マリー・E・リード[10]が、熱心な〝バイブル・ウーマン〟である菱川ヤスを連れて金沢にやってきた。このリードこそが2人を繋いだ人物である。リードは、日本で最初の看護婦養成機関（有志共立東京病院看護婦教育所）で、2年間指導者を務めた人物である。しかも、1881年、彼女はカミングスの夫ポーターと同じ英国船オセアニック号に乗り横浜港に到着したのである。リードは、看護教育に入る前は、ヤスがよく知る桜井女学校で教育補佐をしていたこともあり、カミングスやヤスのことを充分知った上で紹介したと考えられる。

女学校を卒業したばかりのヤスは、医学を学ぶチャンスを得たいと祈り続けていた。カミングスは一途な菱川ヤスに医学教育をしてみようと決心する。「優秀な日本人女性に医学を教え、立派な医師に育ててみよう」「いずれ、自分が目指す医療伝道のアシスタントになってくれるはずである」。カミングスとヤスの想いは見事に一致した。

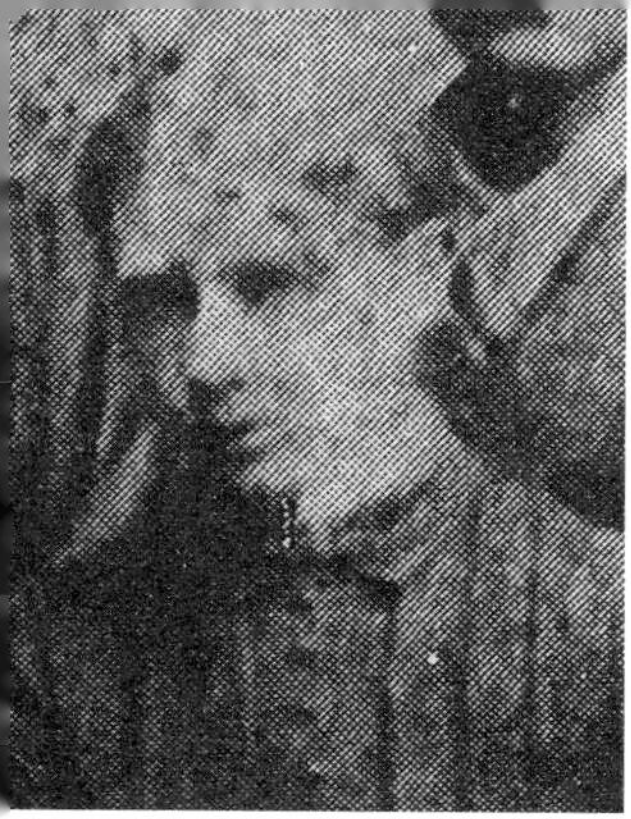
写真16．リード

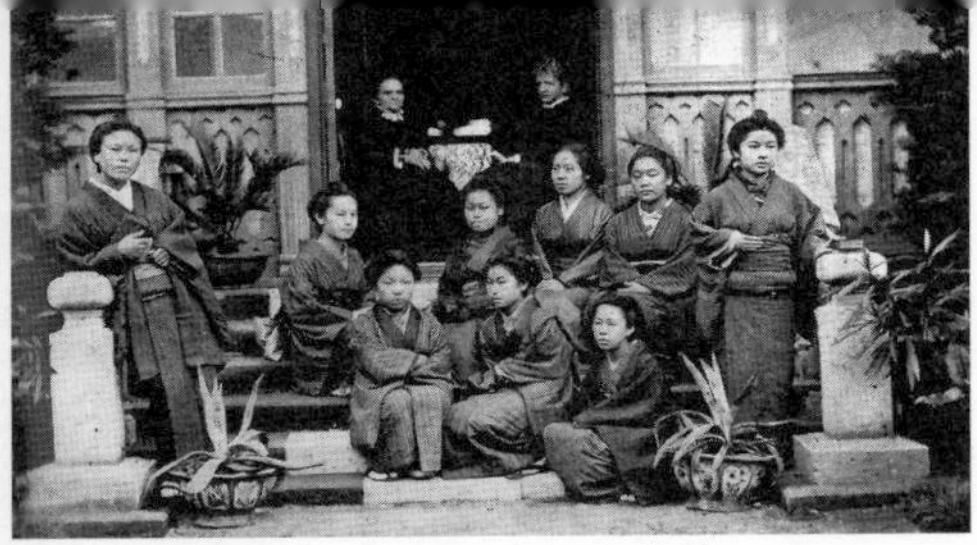

写真18. ピアソン、クロスビーと生徒

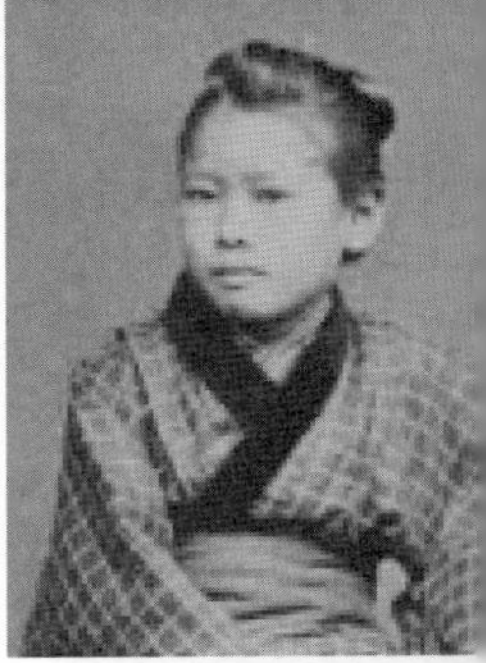

写真17. 入学当初のヤス

資料5. 金沢教会の会員簿

傾洗	明治18年1月25日	東京芝露月教会ヨリ	
入会	明治18年1月25日	東京芝露月教会ヨリ	
転会	明治□□年□月2日	北米国シカゴ第三長老派教会エ	（□：判読不明）

（出典）「神奈川にみる女医の軌跡」（中積治子『史の会研究誌 第4号』2001年）より

2. 菱川ヤスの生涯と医療活動

（1）金沢への旅立ち

菱川ヤスは、1860年（万延元）ないし1861年（文久元）に名古屋で生まれた。父徳蔵は尾張藩の政府官僚だった。その時代、娘をミッションスクールに入学させるということは、かなり開明的な人物だったのであろう。入学当時のヤスの写真が残されているが、きりりと意志が強く聡明な顔立ちである。共立女学校に入学した後、14歳で日本基督公会（現横浜海岸教会）のジェームズ・バラから洗礼を受けている。『横浜共立学園六十年史』には、創立当初の通学生の1人として名前が載って

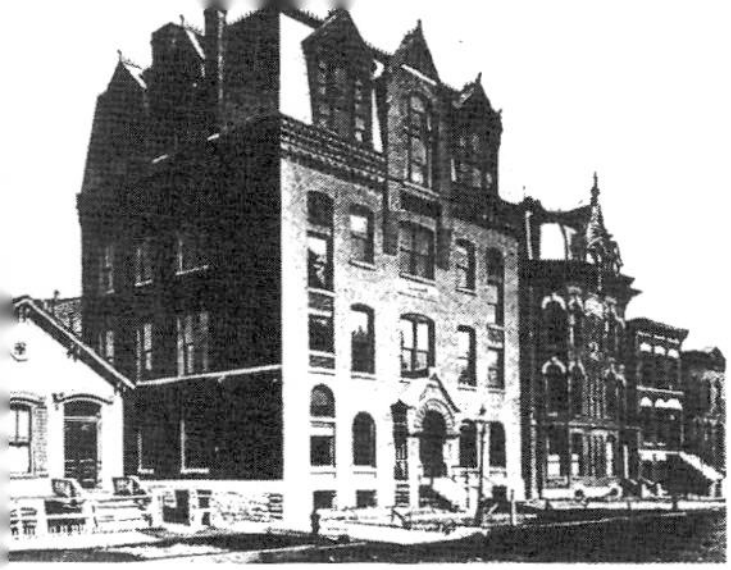

写真19. シカゴ女子医科大学

いる。ただし名前のみ。岡見京のように卒業後の消息までは書かれていない。また、『横浜共立学園資料集』には、ピアソン校長への感謝の手紙（第1章1参照）の差出人10人の中に菱川ヤスの名前がみられる。もう1つ、『横浜共立学園の150年』(11)に、1879年撮影の「ピアソン、クロスビーと生徒」と題する写真が残されている。推測の域ではあるが、その一番左側の女性が、風貌と時代状況からみて、18歳頃のヤスである可能性が高い。

共立女学校を卒業すると、ヤスはすぐに金沢へ向かった。当時としては思い切った行動である。だが、ヤスも、共立女学校での宣教師ツルーや岡見京との繋がりを考えると、早い段階から医療伝道について聞き知り、宣教医になる覚悟を固めていた可能性がある。また、資料5の金沢教会会員簿によると、共立女学校卒業後は、長老派の教会へ移籍したことが分かる。

（2）シカゴ女子医科大学

金沢に到着したヤスは、カミングスから直に医学教育を受けた。その頃、カミングス以外にも、若い女性に医学教育をした女性宣教医たちがいた。資料4にある通り、宣教医スチーブンスと宣教医ゴールドである。女性宣教医たちは、日本で円滑に医療伝道をするためには、どうしても優秀な日本人女性アシスタントが必要だったのだ。女性宣教医たちは、実地に即した医学教育を行い、さらに母国の女子医科大学へ留学させようと支援した。

1884年、カミングスも、ヤスを母校のシカゴ女子医科大学へ留学させたいと考え、奨学金を探し始めたのである。その頃、シカゴ婦人伝道局の支援者であるチャンドラー婦人が、“The Grace Chandler Scholarship”という奨学金を設立したという情報が入った。さらに、幸運が重なって、カミングスの医学校時代からの友人グラハム博士が、ヤスがこの奨学金を獲得するように交渉すると請け負ってくれたのである。この奨学金のおかげで、ヤスのアメリカ留学中の経済的基盤は盤石となった。1886年（明治19）4月2日、ヤスはシカゴに旅立った。ヤス25歳の時である。

シカゴ女子医科大学は1892年にノースウェスタン大学に吸収合併されるが、先に述べた5つの名門女子医科大学の1つである。ヤスは、主に婦人科、小児科、さらに当時の女性では少なかった外科の施術を学んだ。明治期の医療において、外科分野の遅れは著しかったので、ヤスが外科の腕を磨いた意義は大きい。また、ヤスは生き生きとした性格で会話能力が抜群だった。ヤスの英語能力について、教授たちは、彼女の明快かつ洗練されたレポートを聞き、日本女性の知的能力を高く評価したという。そして、この小柄な若い日本女性が、法医学の試験で最高得点を取った時には、教授たちは驚愕したとのエピソードが残っている。

1889年、ヤスは首席で大学を卒業した。しかし、すぐに日本に戻らずシカゴに留まって医療技術に磨きをかけた。ヤスは、“Foundlings Home”（孤児院）で医師の助手として、婦人専門病院ではインターンシップとして働き続けた(12)。ヤスには、女性と子どものための医療、さらには慈善医療のスペシャリストとして働く夢があったのだ。

一方、こんなエピソードも残っている。1887年1月、ヤスは、ウェスレー教会で開かれたシカゴ婦人伝道局の集会に参加した。その時、大勢の聴衆を前にして、スキット、日本の歌、長老派に改宗した話を披露し、インタビューにも答えたという(13)。多くの支援者に囲まれた充実した日々であったに違いない。

1890年11月、ヤスは女性宣教医として日本へ帰る決意した。その時、ある米国ジャーナリストは「彼女は長老派という宗教信念を持っている。だが、医師として独立して仕事ができているのに、あえて帰国する必要があるのだろうか」と手紙を書き、帰国を止めようとした。しかし、ヤスの気持ちは揺るがなかった。11月20日の夜、シカゴ女子医科大学のC・W・アール博士と多く学生たちはヤスの送別パーティを開き、彼女を母国へと送り出したのだった(14)。

（3）カミングスを慕いて　―京都「好生堂」の活動―

帰国後の1891年（明治24）4月、ヤスは医籍登録をした。本格的な医療技術を持つ女医が誕生した。『女学雑誌』はヤスの帰国を次のように報じた(15)。

「菱川やす女史　元と、ピアソン、ブリテン二女史に就て学び其后米國シカゴの女子医科大学にて名誉を以て卒業したる菱川女史は、婦人科小児科を専修し且つ外科に巧みなる人なるが、去年末帰朝の后ち直ちに加州金澤に趣むかれしが此頃ろ上京せられたり。」

その頃、ヤスを送り出したカミングスに思わぬ試練が襲いかかっていた。１８８７年4月、金沢市の役人がカミングスのところにやってきて、日本政府の医術開業免許がないため同地での診察はできないと通達したのだ。カミングスは、その一件を、日本人医師たちのクリスチャン女性に対する無理解、多くの患者を獲得した自分に対する圧力であると感じたという。金沢での医療伝道は中止せざるを得なくなった。彼女は、夫ポーターが運営する愛真学校の教育に関わった後、宣教へ赴く夫に付き従い大阪へ移った。当時「京都と大阪に盛んなキリスト者の信仰復興運動が起きているようである」[16]と言われたように、関西の宣教に勢いがあった。ポーターは長老派の関西での拠点を強化したいと考えたのだろう。１８９１年5月、ポーター夫妻は、京都を重要な宣教の地と定め、拠点を大阪から京都へ移した。京都への移転は、カミングスの医療伝道を再開したいという希望に光を灯した。

と言うのも、当時の京都は、医療伝道を再開するのに適した土地柄であった。すでに、明治政府はドイツ医学に範を定め医学の近代化を進めていた。政府がそうならば、各府県レベルでも医学の近代化に乗り遅れまいと、西洋人医師を招き県独自に医学校や病院を作る動きが始まっていた。特に京都は、全国に先駆けて急進的な欧化政策を取り入れていたこともあり、欧米の近代医学の受容がスムーズであったのだ[17]。また、その頃、関西を拠点とするアメリカン・ボードの宣教医Ｊ・Ｃ・ベリー[18]と新島襄らが同志社病院や京都看護婦学校を設立し、〝仏教の都〟である京都に、キリスト教医学の風が吹き始めていた。カミングスは絶好のチャンスと捉えた。すでに、

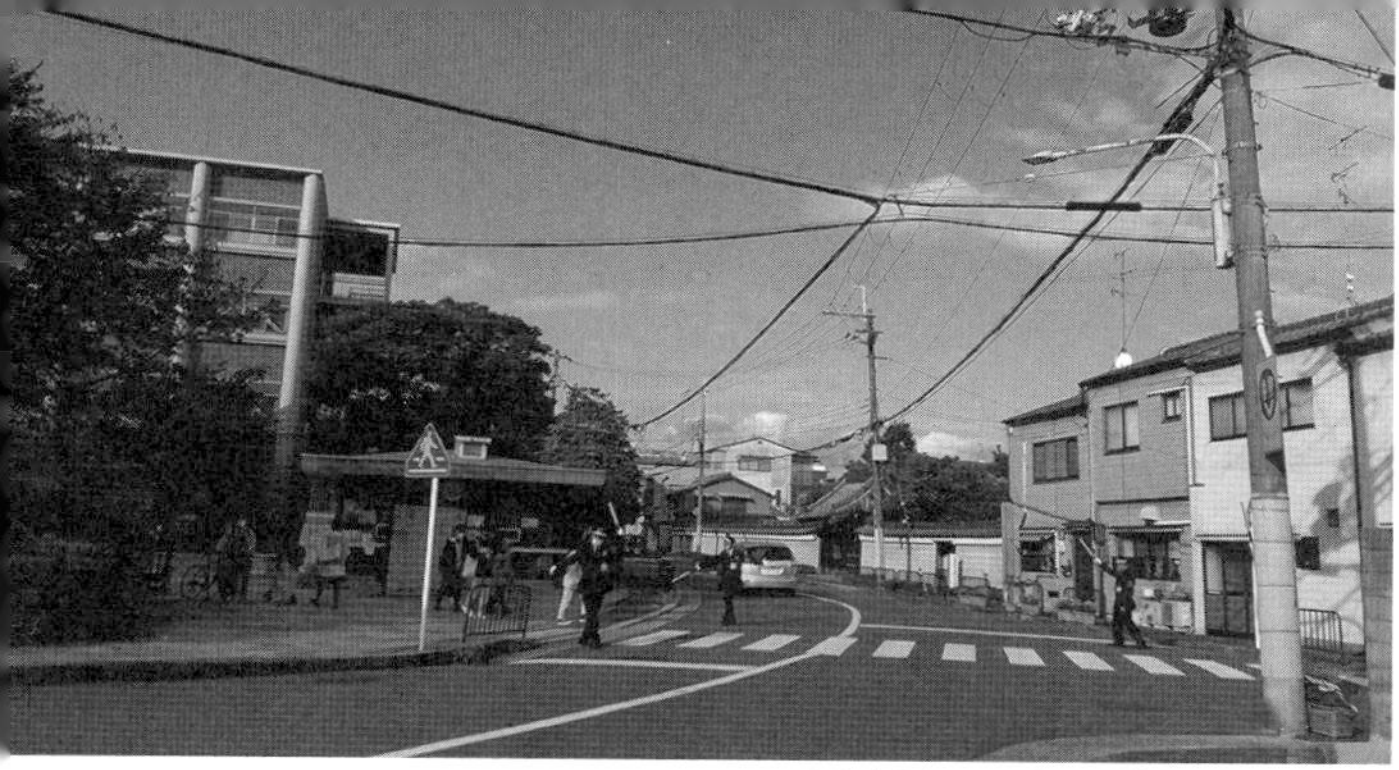

写真20. 現在の「好生堂」付近

唯一の教え子菱川ヤスは立派な医師に成長し帰国している。再び、医療伝道をしたいという2人の想いは一致した。

一方、帰国したヤスは、金沢女学校の校医を務めた後、１８９２年３月から横浜婦人慈善病院の医師として正式に招かれることになっていた。この病院については次章以降でふれるが、共立女学校出身者が設立に関わった病院であり、ヤスにとっては願ってもない赴任先だった。にもかかわらず、赴任して半年後の9月、「先約がある」との一言を残してカミングスが待つ京都へ向かった。

１８９２年10月20日、2人は、京都市〝新町通上立売《たちうり》上る〟に「好生堂」という診療所を開いた。「好生堂」とはどのような診療所だったのか。その痕跡を知るため、当時の古地図や京都府医師会の開業医名簿を調べたが、どこにも「好生堂」という名前は発見できなかった。2人の活動が3年と短かった上に診療所自体が余りに小さかったのかもしれない。そもそも、各派の医療宣教団は、最初は、町や都市の近くに小規模な診療所を建て、キリスト教に対する不安や偏見を取り去りながら医療提供するのを常としていた。

現在、「好生堂」があった〝新町通上立売上る〟は、同志社大学新町キャンパス前の通りと脇の通りが交差する一角である。近隣は同志社大学の建物が多く立ち並ぶ地域であるが、今でも脇の通りを入れば、町屋がぎっしりと立ち並んでいる。そうした京町屋の一室に小さな「好生堂」の看板が掲げられたと考えられる。

2人が開いた「好生堂」は順調に成長していった。伝染病治療の経験豊富なカミングスと外科の施術に巧みだったヤスは、時代の要請に充分応える治療を行った。「福音新報」(19)は、1893年に1500人の患者を治療したとその成果を書き記している。ところが、1895年5月、ヤスが体調を崩してしまったのだ。ヤスの体調を思えばこそ、診療所は閉鎖を余儀なくされたのであろう。2人の念願であった医療伝道は、3年間という短くも凝縮した形で終了せざるを得なかった。

以下は、記録に残る範囲での「好生堂」閉鎖後の2人の消息である。菱川ヤスは、1897年(明治30)、角筈に衛生園が開所された時に、衛生園看護婦養成所の責任者に就任したとあるが、それ以上のことは分かっていない。おそらく、京都で崩した体調が充分に回復することなく、1905年頃に死亡したと思われる。

一方、カミングスは1904年にミッションを辞退した夫ポーターと共に帰国を果たした。多くの宣教師がそうであるように、一人息子グレアム・ポーターの教育問題を抱えていたのかも知れない。順風満帆なカミングスであったが、夫の故郷テネシーで暮らし始めた直後、ポーターを列車事故で失う悲劇に見舞われたのだ。ちょうどその日は風が強く、買い物で線路沿いを歩くポーターには、列車の警笛が聞こえなかったのである。事故当時、息子のグレアムはエール大学に入って学び始めたばかりであったという(20)。それ以降のポーター家については分かっていな

郵便はがき

恐れいりますが
切手をお貼りください

248-0017

神奈川県鎌倉市佐助 1-18-21

万葉野の花庵

㈱ 銀の鈴社

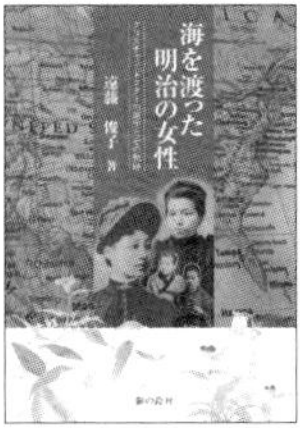

銀鈴叢書

『海を渡った明治の女性
クリスチャン ドクターの誕生とその軌跡』

担当 行

下記個人情報につきましては、お客様のご意見・ご要望への回答ならびに銀の鈴社書籍・サービス向上のために活用させていただきます。なお、頂きました情報につきましては、個人情報保護法に基づく弊社プライバシーポリシーを遵守のうえ、厳重にお取り扱い致します。

ふりがな	お誕生日
お名前 （男・女）	年　月　日
ご住所（〒　　　　　）TEL	
E-mail	

☆ **この本をどうしてお知りになりましたか？**（□に✓をしてください）

□ 書店で　□ ネットで　□ 新聞、雑誌で（掲載誌名：　　）

□ 知人から　□ 著者から　□ その他（　　）

★ Amazonでご購入のお客様へ　おねがい★

本書レビューをお願いいたします。

読み終わった今の新鮮な気持ちが多くの人たちに伝わりますように。

ご愛読いただきまして、ありがとうございます

今後の参考と出版の励みとさせていただきます。
(著者へも転送します)

◆ 本書へのご意見・ご感想をお聞かせください

◆ 著者へのメッセージをお願いいたします

※お寄せいただいたご感想はお名前を伏せて本のカタログやホームページ上で使わせていただくことがございます。予めご了承ください。

ご希望に✓してください。資料をお送りいたします。▼

本のカタログ □野の花アートカタログ □個人出版 □ 詩・絵画作品の応募要項

□ 新刊モニターへの登録を希望する

い。その後のカミングスは、夫の事故死という試練を乗り越え、一人息子を立派に育て上げたであろうと想像するのみである。

菱川ヤスとカミングスは、自らの業績について、多くを語ることも記録を残すこともなかった。カミングスは顔写真すら残されていない。僅かな記録の1つとして、A. A. Bennett の "Medical Mission Work, The Christian Movement in Japan"（1907年）という文献に、Rev. G. Fulton writes, "Formerly Mrs. Porter practiced medicine in Kanazawa" という短い一文が残っている(21)。2人については、共に信仰と医療に我が身を捧げ、ひたすら真摯で静謐に生きた事実のみが残された。

（1）『アメリカ西部の女性史』篠田靖子　1999年　明石書店　p122
（2）同掲書　p109～126
（3）「中国キリスト教初期医療伝道研究―ホブソン著中国語医学書の一考察」吉田寅　1996年『立正大学文学部研究紀要』12巻　p74
（4）トーマス・クレイ・ウィン（1851～1931）。1877年にプリンストン神学校を卒業した後、長老派宣教師として来日。横浜「バラ塾」で英語を教えた後、金沢に赴任し金沢の宣教に貢献した。ウィンは、男子校「愛真学校」の設立を始め日本人伝道者を養成し、妻イライザは、「金沢女学校」の設立に尽力した。いったん引退した後、1930年に再び金沢に戻り、金沢教会と殿町教会（現元町教会）にて奉仕した。1931年、当地にて急逝。

『北陸学院の先達たち―創立と発展に寄与した人々（第2版）』北陸学院史料編纂室編　北陸学院　２０２０年参照

（５）ジェームス・ポーター（１８５４～１９０４）。ウィンと同様プリンストン神学校で学ぶ。１８８１年、長老派宣教師として来日。宣教師トマス・アレクサンダーと関西地区の伝道に従事する。１８８３年、金沢着任。旧知のウィンから要請を受けて、「愛真学校」の運営と金沢東部の伝道を担当。１８８７年の再来日後は、再び大阪、京都へ転任して伝道した。１９０４年に引退し帰国。

『北陸学院の先達たち―創立と発展に寄与した人々（第2版）』北陸学院史料編纂室編　北陸学院　２０２０年参照

（６）フランシナ・ポーター（１８５９～１９３９）。ジェームズ・ポーターの妹。１８８２年に来日。兄が運営する「愛真学校」で英語を教えた後、英和幼稚園と英和小学校を創立する。

『北陸学院の先達たち―創立と発展に寄与した人々（第2版）』北陸学院史料編纂室編　北陸学院　２０２０年参照

（７）メリー・ヘッセル（１８５３～１８９４）。１８８２年、ウエスタン女子セミナリーを卒業後、宣教師になり金沢へ。１８８５年、イライザ・ウィンの女学校構想を知り、北陸初のキリスト信仰に基づく「金沢女学校」を創立する。

『北陸学院の先達たち―創立と発展に寄与した人々（第2版）』北陸学院史料編纂室編　北陸学院　２０２０年参照

（８）「１８８０―１８９０年代の日本におけるアメリカ女性医療宣教師の活動」藤本大士　２０１８年『日本医史学雑誌』第64巻第3号 ｐ２２６～２２７

（9）同掲書 p234
（10）マリー・E・リード（1860～1902）は、母国アメリカでナイチンゲール式看護婦教育を受けた宣教看護婦。高木兼寛が看護婦教育所を開設するにあたり、リードの存在を知り指導者として招聘した。弱冠24歳のリードは、契約期間の2年間を無休で看護法の教授をした他、看護婦の服装等必需品を寄贈するなど、日本の看護教育の礎を築いた。7年間にわたる活動では、女学校教師（新栄女学校と桜井女学校）や布教活動にも取り組んだ。カリブ海を療養旅行した際、マルティニーク島の火山噴火に遭遇し死亡。42歳であった。
「慈恵看護教育130年によせて 有志共立東京病院看護婦教育所 最初の看護指導者ミス・リードの生涯」芳賀佐和子 住吉蝶子 2016年『東京慈恵医科大学雑誌』131号 p49～58
（11）『横浜共立学園の150年 1871―2021』横浜共立学園 2022年 p30
（12）http://www.discovernikkei.org/en/jounal/2018/12/6 atypical-japanese-woman-1/
（13）同
（14）同
（15）『女学雑誌』第281号〝女報〟欄 1891年9月
（16）『クララの明治日記』下巻 C・ホイットニー、一又民子他訳 中公文庫 1996年 p516
（17）『京都の医学史』京都府医師会編 思文閣出版 1980年 p799
（18）明治初期、医療宣教を活発に行った宗派の1つがアメリカン・ボード（会衆派）だった。1872年来日の宣教医ベリー（1848～1936）は、「東のヘボン・西のベリー」と呼ばれた。ベリーは、続く同派のゴートン、テイラー、アダムズ、アメリカ聖公会のラニングらと共に関西方面の医療宣教を牽引した。

（19）『福音新報』85号 １８９２年10月28日付 参照

（20）"Princeton Seminary Necrological Report"（プリンストン神学校物故者名簿）コピー（和光大学辻直人教授より提供、２０１１年4月）

（21）「近代日本における外人宣教医の研究」長門谷洋治『日本医史学雑誌』日本医史学会編 第16巻第１号 別刷 １９７０年 ｐ32 参照

第4章　須藤カク、阿部ハナとケルシー

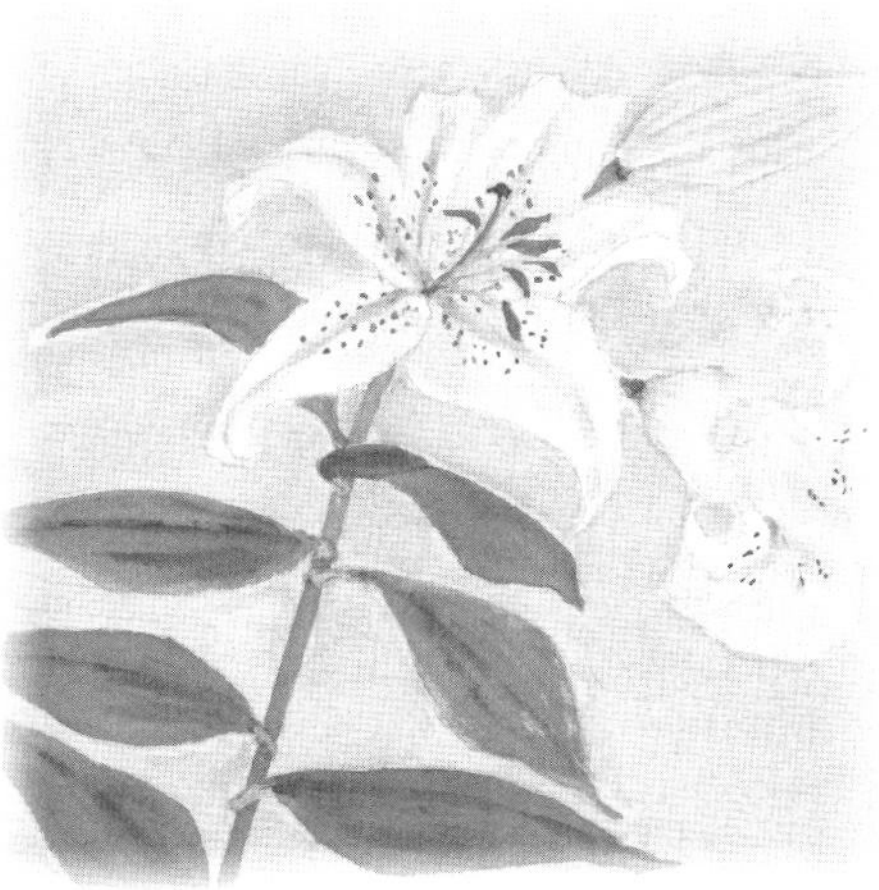

須藤カクと阿部ハナ。日本とアメリカを行き来する波乱に満ちた人生を歩んだ。話は、２人が共立女学校に在学中、ケルシーが校医として赴任してきたことに始まる。２人はケルシーに才能を見出され、ケルシーが医療伝道する時の助手を務めた。その後、ケルシーは、２人を宣教医にしたいと考え、アメリカの医学校に入学させるために奔走する。２人は、自分たちのために一途に行動するケルシーを慕い続け、ケルシーと共に医療伝道に邁進した。

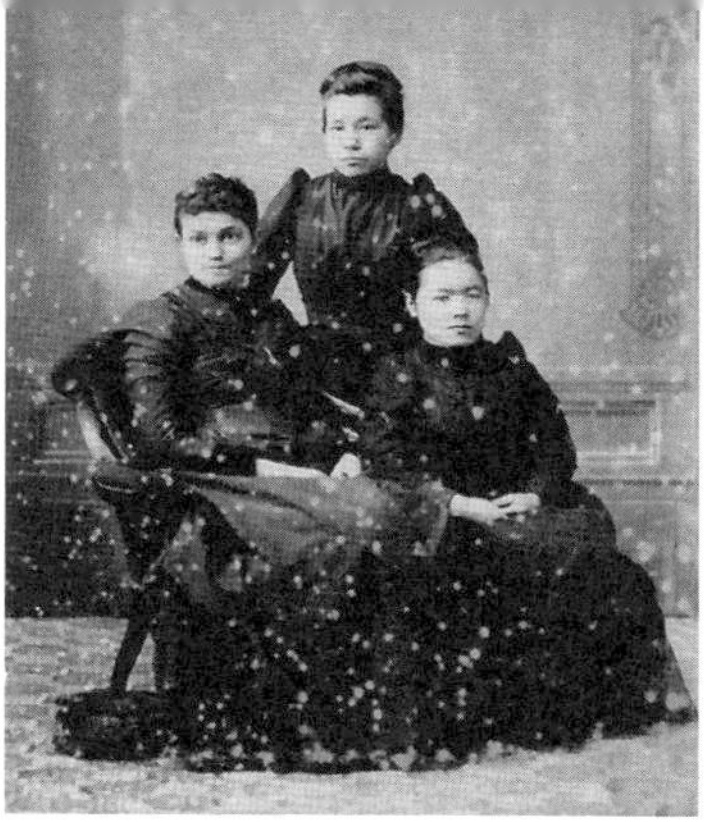

写真21．ケルシー、須藤、阿部

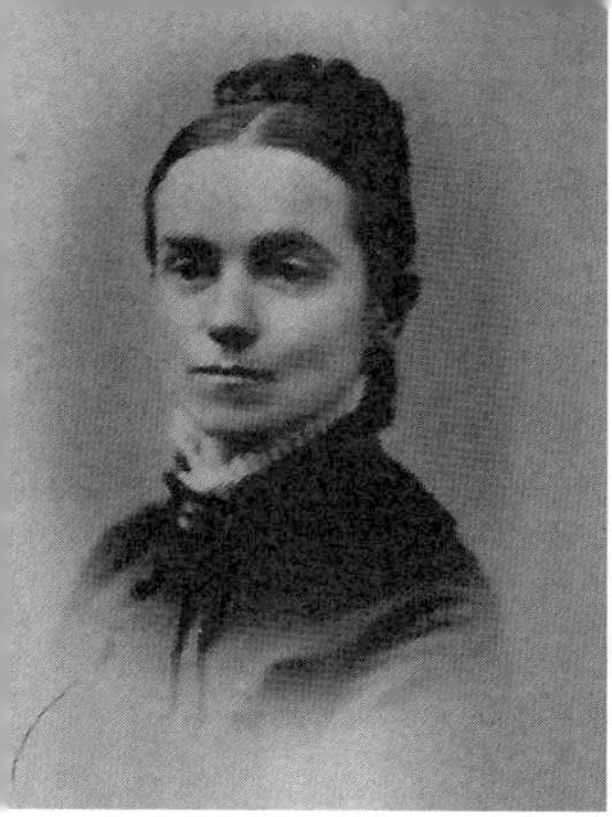

写真22．ケルシー

1．宣教医ケルシー

（1）マウント・ホリヨークの申し子

須藤カク、阿部ハナが師と仰いだ宣教医アドリン・D・H・ケルシーとは、どのような女性であったのか。ケルシーは、マウント・ホリヨークで培った医療伝道の精神を、生涯をかけて真摯に実践した、まさにマウント・ホリヨークの申し子である。

1844年2月26日、ケルシーは、ニューヨーク州ウェスト・カムデンにて、大規模な農場を営むキリスト教徒の父アサと母アマンダの5番目の子として生まれた。母アマンダは60歳で亡くなるが、父アサは祖父の代に購入した土地を開墾して150エーカーの農場に育て上げた。父アサは、その傍ら共和党の政治運動や教会活動にも参加する、典型的な開拓者としての人生を歩んだ。

１８６８年、ケルシーはマウント・ホリヨーク・セミナリーを卒業した。その後、アイオワで2年間の教職に就いた後、さらにニューヨーク女子医科大学へ進学をした。１８７５年に医師資格を取得する。1年間大学附属病院で研修医として働いた後、再び、母校マウント・ホリヨーク・セミナリーの校医と生理学教員として働いた。

ケルシーが最初に学んだマウント・ホリヨーク・セミナリー（第2章1参照）は、現在では全米屈指の難関女子大学であるが、当時は女子神学校に近い教育機関だったようだ。セミナリーが目指す女子像は「知性ある自立した女性」である。卒業生の多くは、教育者、または海外に派遣される女性宣教師になった。１８８７年の時点で、日本で宣教経験がある卒業生と、日本で宣教師として活動中の卒業生は、ケルシーを含めて9名を数えた(1)。

１８７８年8月、ケルシーは、宣教医として中国（通州）に派遣された。当時の通州は長老派教会の宣教拠点だった。彼女は、そこで唯一の医師として看護や調剤をも1人でこなし、精力的に医療活動を行った。さらに、その間には、現地で出会った教育者の女性と人夫の総勢7人を連れて、厳しい山岳地帯へ医療伝道旅行に出かけている。１８８２年、ついに中国での過酷な生活が健康をむしばみ、静養のため帰国することになった。ケルシーにとって中国の医療伝道は極めて厳しい体験だった。しかし、その体験は、次の目標に向け、さらに忍耐と使命を深める貴重な第一歩になった(2)。

１８８５年（明治18）、ケルシーは横浜の共立女学校校医として来日することになった。同年12

月4日、22日間の長い荒天をつく航海の後、横浜に到着した。今度はWUMS（米国婦人一致外国伝道協会）からの派遣であった。その経緯は、共立女学校の総理プラインが、学校内に病院を建てようと考え、医師の派遣をWUMSへ要請をしたことに始まる。しかし、WUMSは資金面から病院建設の要請を却下した。そして、その代案として校医を派遣するように取り計らったのだ。その時、校医に応募したのがケルシーであった(3)。着任後、ケルシーは、学校内に小さな病院に匹敵する医務室を作りたいと考えた。ところが、WUMSは、病院のような医務室を作る資金はないと、再びその提案を却下したのだ。その代わりに、ケルシーが校医の傍ら一般医として往診することを許可した(4)。こうして、ケルシーの日本での医療伝道が始まった。

（2）校医ケルシーの活動

ケルシーは、校医と各地を往診する活動の両輪を、超人的なエネルギーで推し進めた。その詳細な内容を、ケルシーがWUMS本部へ送った報告文からみてみよう。

1885年

「ここにいられることがとても幸せである。たいへん興味を引く人々のために尽くすという点において、幸せである。門の家と呼ばれている診療所に、手を加えるのが楽しみである。診療のためにはとても便利な場所にあり、きちんとすれば、診療の必要なたくさんの人々を呼べることだろう。必要額は150ドルくらいだろう。このような事業にどなたかこの金額

を寄付してくださる方はおられないだろうか」(5)

１８８６年

「来日以降、診察件数２６７。その大半は厄介な症状であったが、すべて快方に向かっている。てんかんが１人いたが、助かった。がんの手術もあったが大成功を収めた。私には何の権限もなく、ただ神のご用のための道具にすぎない。人の生命を祝福するための道具として私たちを用いてくださるよう願っている。ここでの仕事は楽しい。日本人の医師に招かれ、２人の患者を診察した。次の50年間にも宣教師の仕事はまだまだある。私と歩いて、ここの道徳の低さを見れば、日本が必要としていることがわかるだろう。ここの人々には高い道徳水準が必要で、キリスト教なしでは得られることはないだろう」(6)

１８８７年

「１８８７年の診療数　計１、１２６（外科31　内科７００　眼科１０７　耳鼻科19　その他２６９）

電気治療3、４８７　往診９４９

病気を持っている人から見ると、この数字は非常に少なく見える。しかし、私たちの仕事は主に遠方の病人を往診することであると心に留めておかなければならない。従って、たいへん時間がかかるのだ。病人は時に何マイルも離れた所に散り散りにいるので、たいへん時間がかかり、半日に３人しか往診できないこともよくある。しかし、私たちの仕事はいろいろな面で主に祝福されているので、心から感謝している。

助手は2人の生徒だけだが、誠実で熱心なクリスチャンでたいへん力になっている。患者の1人に足の悪い少年がいるが、世話をするものが誰もいなかった。治療期間を利用して指導した。この子の心にキリストの生涯の物語が膨らんでいくのは、実にすばらしいことだった。彼は熱心に耳を傾け、救い主の話を聞くために、診察を楽しみにするようになった」(7)

1888年

「医療部門におけるA・D・ケルシー医師の仕事の総括

1887年12月1日～1888年12月1日

診察数　計1、456（外科55　内科765　眼科207　耳鼻科53　その他376）

電気治療5、583　往診961

トラクト（パンフレット）・福音書・カードの配布　3000部

小冊子を日本語に翻訳

休暇中に地方伝道」(8)

1889年

「小さな診療所を持っていたので、山の避暑地で、こんなに忙しい夏を過ごしたことはいまだかつてなかった。8月17日から25日までの間、ご来迎を拝んで、海抜8千フィートの山頂にある神社に参拝するために、男体山に登る何千人もの参拝者が私の家の前を通っていった。愚かなことよ！　彼らは光を探し求めていた。だから、父なる神は彼らが、すべてを照らすまことの光に向かうようしもべを送ってくださったのだ。1200軒以上の家に福音の書かれたビラが、巡礼の記念に持ち帰られた。それによって、彼らの魂が教え導かれるようにと心から祈る。神は確かな約束の言葉を私たちに与えてくださった。神の約束は決してむなしいものではない。実が必ず結ぶと期待しよう。永遠のみがそれを明らかにするであろう」(9)

1890年

「助手たちと休暇中に、選び抜いた薬、福音書、聖句を書いたカードやトラクトを持って、横浜から離れあちこちと1200マイル以上も陸路、水路と旅をした。人々は私たちの話を喜んで聞いてくれ、トラクトや聖句の書かれたものを求めた。彼らが、他の書物を脇へ置き、与えられた聖書の言葉に時間を捧げ、時に声をあげて読むのを目にするのは喜ばしいことである。主が私たちに機会をお与えになったので、このようにして私たちは病人を診察し、病める体と心を癒やしながら、村から村へと旅をした。

この年の診察数　計1、664（そのうち外科51　眼科239）、電気治療83　往診1、013であった。3千部の福音書と数千のトラクト、聖句のカードを百の異なる町や村で配った。しかし、まだ手をつけていないが、将来豊かな収穫を上げる土地がまだある」(10)

（3）助手を育てる

ケルシーの医療伝道は順調そのものだった。だが、そこに1つの問題があった。ケルシーは、半年もの間、助手がいなかったために、正確な診察記録を書くことができなかったのだ。彼女には、医療活動を効率的に行う上で、ぜひとも通訳を兼ねた有能な助手が必要だった。ケルシーは「この学校を初めて見た時、すばらしいと思ったものだ。卒業するとすぐに医学の道に進む者もいると聞き、非常にうれしい」と語っていた。彼女は、生徒の中から助手を育てることが可能だと確信した。そして、１８８７年の報告に出てくる「助手は２人」が須藤カクと阿部ハナであった。

元々、女性の宣教医たちは、日本での医療伝道を円滑に進めるために、日本人の協力者を必要としていた。そして、女性宣教医たちは、自らの力で、ミッションスクールで見出した教え子に医学知識・技能を教え、助手に育て上げようと考えた。しかし、そうして医学を学んだ助手たちが、さらに専門的知識を得たいとなると、日本では女子の医学教育が整備されていないため、アメリカの医学校へ留学という形で送り出すしかなかった。

ケルシーは、クリスチャンである須藤カクと阿部ハナに期待をかけて教育した。ケルシーは、訪問診察や伝道旅行に２人を同伴させ、実践的な指導を行った。また、母国の最新の医学書を使って教えていた。１８８７年のＷＵＭＳへの記録には「『グレイの解剖学』と『フリントの生理学』を彼女たちにそれぞれ１冊ずつ送っていただけたら非常にうれしい」[11]というケルシーの言葉が残されている。すでに、彼女の頭には、２人をアメリカに留学させる決意が固まっていたに違いない。

ところが、１８９０年11月12日、ＷＵＭＳ理事会は、ケルシーに思いもよらぬ決定を下した。その時の議事録には「日本での医療事業を終了し、ケルシー医師を呼び戻すという趣旨の本人宛ての書簡が役員会より提案され、承認された」と記されている[12]。この決定には幾つかの理由があったようだ。主な理由は、WUMSが、ケルシーの医療活動を充分に評価していなかったためである。既述のように、元々ケルシーは、日本で診療所を開設することを希望していた。だが、女学校校医と訪問医兼務で妥協せざるを得なかった。着任後、学内の医務室を拡充したいと願い出た時も却下された。さらに、WUMS理事会は、医療伝道旅行は休暇中に行うようにとケルシーに勧告している。その背景として、当時のWUMSには、中国宣教地で新規の病院を建設していたために、そこに多額の資金を必要とする内部事情があった。だが、いずれにしろケルシーの並々ならぬ意欲とWUMS本部との間には齟齬が生じていた。

1891年（明治24）、ケルシーはミッションを辞退し帰国することに決めた。そこには、アメリカに留学する須藤カクと阿部ハナの希望に満ちた姿があった。3人は、船でサンフランシスコに到着後、大陸横断鉄道でケルシーの故郷ウェスト・カムデンに向かった。そして、帰国後の5年間、ケルシーはウェスト・カムデン近郊のフェアポートに住み、2人を医学校へ入学させるための資金集めに奔走したのである。

ケルシーは、先ず、2人を、フィラデルフィアで当時の最新治療であった電気治療法を学ばせた。その後、オハイオ州シンシナティ市のローラ・メモリアル女子医科大学に進学させる予定であった。しかし、当時も医学部の授業料は高くて、2人が3年間学ぶには2500ドルの学費がかかった。ケルシーの実家は裕福な農場であったが、兄サムエルが詐欺で資産を失ったこともあり、もはや留学費用を親族に頼ることはできなかった。ケルシーは、我が身を削りながら寄付金を集めるしかなかったのだ。

彼女は、地元を始め全米22州以上の長老派教会を回り、2人の留学生を歓迎する催しを開き寄付金を集めた。それと同時に、日本で診察のお礼にもらった品々を、売りに出したのである。当時、シンシナティ美術館では、40点以上の日本の美術品が販売展示され、その様子が地元の話題になったりもした。現在も、この時に売りはらった漆工芸、鎧、日本刀、書画が、母校のマウント・ホリヨーク大学とシンシナティ美術館に残っているという(13)。1892年（明治25）春、ケルシーは、ついに資金調達の見通しがつき2人を医科大学へ送り出した。

2. 須藤カク、阿部ハナの生涯と医療活動

（1）2人の若き助手たち

須藤カクと阿部ハナは年齢も違えば性格も異なっている。しかし、2人は、ケルシーに出会いその才能を見出されて以来、姉妹のように一生を共に過ごすことになる。

須藤カクは、1861年（万延元）弘前城に近い大浦で生まれた。父は弘前藩士の須藤新吉郎（後に序と改名）である。他には、母うり、兄（名前不明）、妹まゆ（後に成田家に嫁ぐ）がいた。須藤家の当主であるカクの叔父須藤勝五郎は、箱館戦争で活躍したが、維新後は熱心なキリスト教徒になった人物である。父の新吉郎も、明治初年頃、函館で西洋の土木技術を学んだ開明的な人であった。

カクは士族の娘として育てられた。カクの幼少期は公立小学校が誕生する前だったので、カクは寺子屋で学んでいた。ところが、1871年（明治4）、僅か10歳だったカクは、勉強のため上

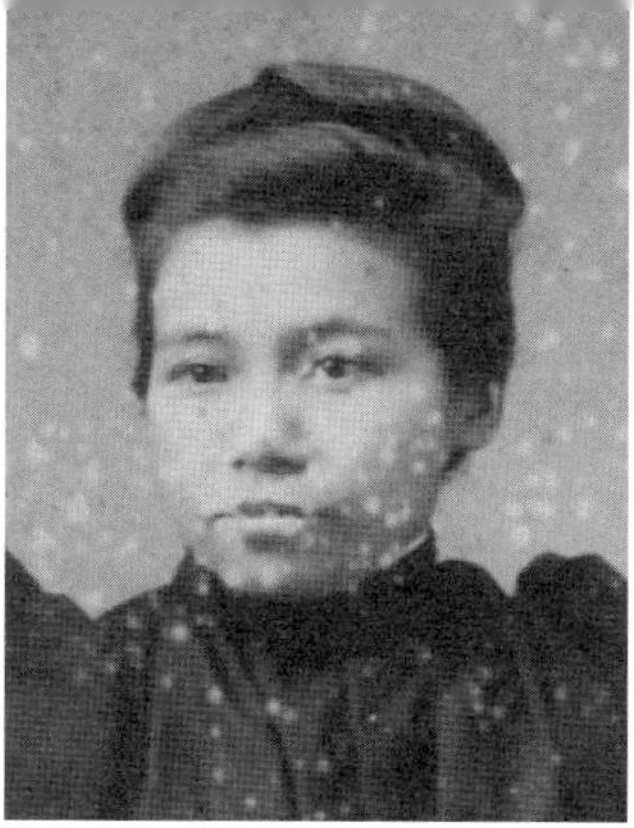

写真23. 須藤カク

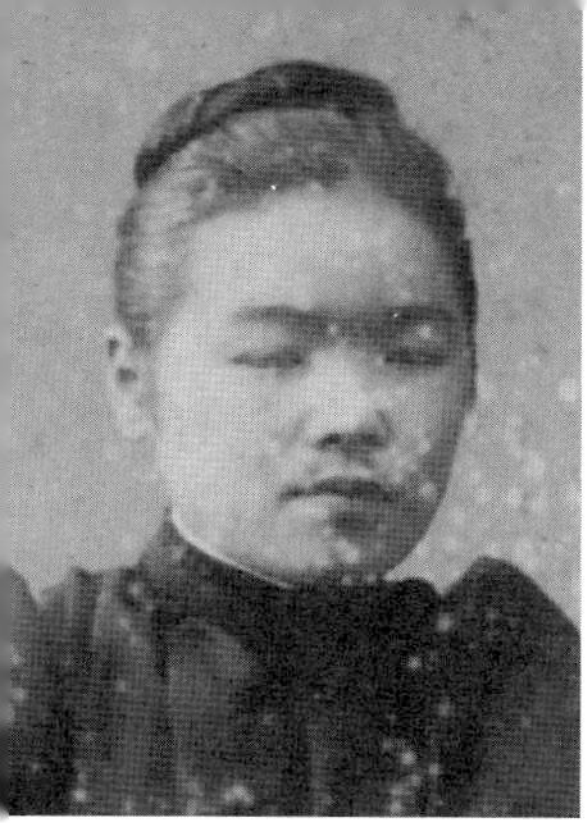

写真24. 阿部ハナ

京する兄と一緒に自分も勉強したいと嘆願したのだ。カクは英語を学びたかった[14]。しかし、まだ東京には女子の学校がなく、横浜に開校した共立女学校に入学することになった。1872年（明治5）、菱川ヤスが入学した翌年にあたる。後に1897年シカゴ・デイリー・トリビューン紙のインタビューで、カクは「両親はミッション・スクールに行けば、英語を学ぶことができるといいました」「私は嬉しくて、キリスト教について何も知らないまま、学校に入学しました」と答えている。1877年（明治10）、カクは横浜基督公会でジェームズ・バラより洗礼を受けた。

阿部ハナは、1866年（慶応2）頃、阿部定右衛門の長女として東京府に生まれた。カクより5歳年下である。阿部ハナの父定右衛門は士族ではなく、相模村周辺で農業あるいは養蚕業に関わっていたようだ。1879年（明治12）頃共立女学校に入学した。

その頃の共立女学校は、政府高官の子女など上流階級の入学者が減り、大半が中産階級出身者であった。当時の記録に「身分の低い家から来ている2、3人はいつも優秀な生徒である」との一文があるが、ハナもそうした1人であったかも知れない。学校では、母校の教師や伝道者を育てるために、優秀な生徒に対して給費生制度を

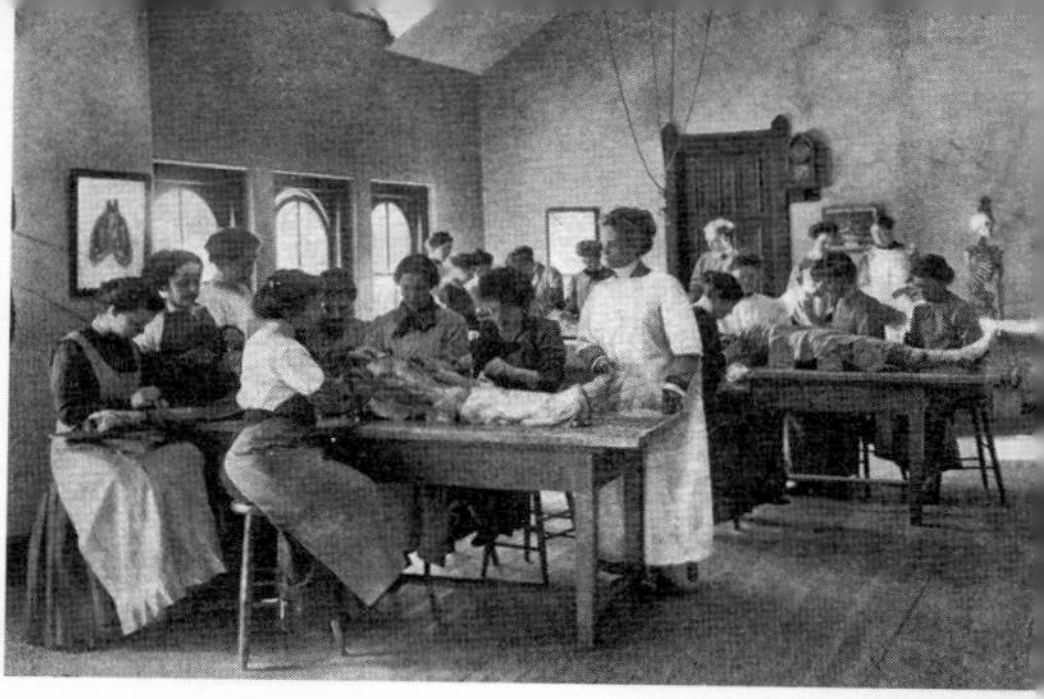

写真25. 当時の女子医学校

設けていた。WUMS本部は、篤志家フィリップス夫人からの寄付金102ドル（1881年）と58ドル（1886年）を阿部ハナに支給した。ハナはこれで授業料や生活費を賄うことができた(15)。

在学中のハナの作文（手紙）が1つだけ残っている(16)。その手紙には、バラに英語を学んだクリスチャン青年と級友の結婚式に参列した報告、夏は東京の両親と過ごす予定などが生き生きと簡潔に綴られている。最後には「何かキリストのお役に立つことをしたいと思っています」と書かれ、ハナの素朴な決意がにじみ出ている。彼女も在学中にジェームズ・バラから洗礼を受けた。

（2）ローラ・メモリアル女子医科大学

1891年（明治24）、須藤カクと阿部ハナは、ミッションを辞退したケルシーとアメリカへ渡った。その後、2人は、フィラデルフィアの電気治療学校とローラ・メモリアル女子医科大学で学ぶことになるが、その間の詳細は不明な点が多い。

2人が最初に学んだ電気治療とは、神経や筋肉に種々の電波刺激を与え、そこからの発する熱を鎮静のために活用する治療法である。広い範疇で言えば、当時流行した健康維持を目的とする民間療法やホメオパシー療法（代替療法）であったが、最新の治療法と考えられていた。ケルシーも、中国からの帰国後すぐに電気治療法を学び、その効力を信じていた。

そもそも、当時のアメリカの医学教育は次のような状況にあった。『アメリカ西部の女性史』(17)によれば、19世紀のアメリカ医学界は、荒療治も厭わない積極的な正統派医学と、それに対抗するホメオパシー療法を主とするセクト派医学とが台頭していた。その中で、医学を志す女性たちは、下剤による体内浄化や瀉血を行う正統派医学よりも、〝体と心の癒やし〟に重点を置くセクト派医学に強い親近感を抱くようになった。また、当時、いち早く女性に門戸を開いたのがセクト派の医学校であったため、女性宣教医の中にはセクト派に属す医師が少なからずいたと言われている。

ケルシーがセクト派の医師であったのかは不明だが、1887年に発表した論説(18)では「道徳を養う事と健康を保つことと共間には親密な関係を有して居る」と主張され、彼女が、具体的な生活改善を指南するきめ細かい医療を志していたことが窺える。ケルシーは、セクト派医学の流れも熟知した上で、2人に最新の医学情報、治療技術、治療経験を与えようとしたのであろう。

1891年（明治24）10月、2人はシンシナティ市のローラ・メモリアル女子医科大学に入学した。第3章でふれた通り、19世紀後半は「女医の黄金時代」であり、全米で19の女子医学校と女子病院ができた。ローラ・メモリアル女子医科大学もその中の1つである。ローラ・メモリアル女子医科大学は、1895年に、シンシナティ女子医科大学（1887年創立）と長老会病院

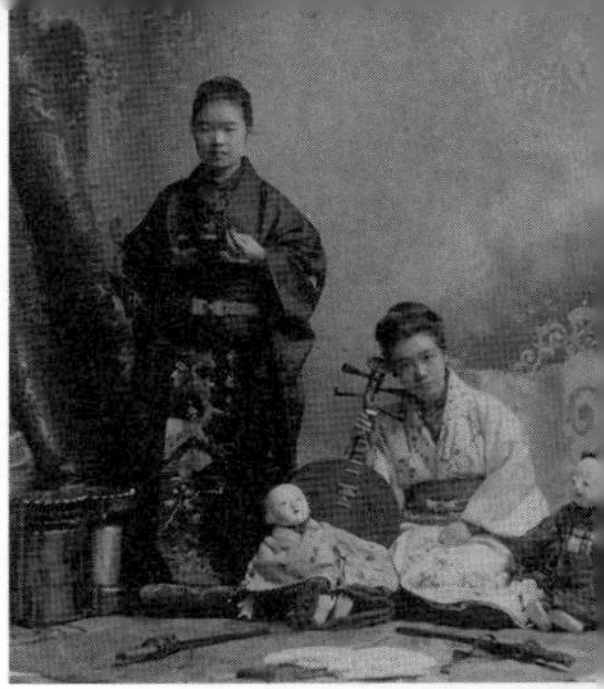

写真26. 新聞に載った2人

附属シンシナティ女子医学校（1891年創立）が合併して新たに誕生した。そのため、2人が入学した時点の学校名は、正確には長老会病院附属シンシナティ女子医学校である。因みに、ローラ・メモリアル女子医科大学の歴史は短く、1903年にはマイアミ医科大学に、その後はシンシナティ大学医学部に併合されている。

新設ローラ・メモリアル女子医科大学の敷地には、医科大学の他に、長老会病院と看護婦学校があった。大学は新しい校舎になり実験室等の様々な教室が整備された。併設の長老会病院では貧困患者や子どもへの慈善診療が行われていた。また、ローラ・メモリアル女子医科大学は、長老派教会との支援と市民の寄付で成り立ち、多くの卒業生が宣教医として巣立っていった。2人にとって大学は最良の環境だった。

残念ながら、2人の成績や学んでいた様子を語る記録は見当たらない。だが、次のような興味深いエピソードが残っている。ケルシーは、アメリカ到着後、2人を連れて全米22州を超える長老派教会を回り、寄付金集めの様々な催しを開いたという。その催しの様子を、地元シンシナティやシカゴの新聞が、〝医学を志す若き日本女性〟として紹介した。写真には、着物姿の2人と、その傍らには、日本の文化や習慣を紹介するための人形、楽器、茶道具等が写っている。阿部ハナは、流暢な英語とシンプルなマナーで自分がキリ

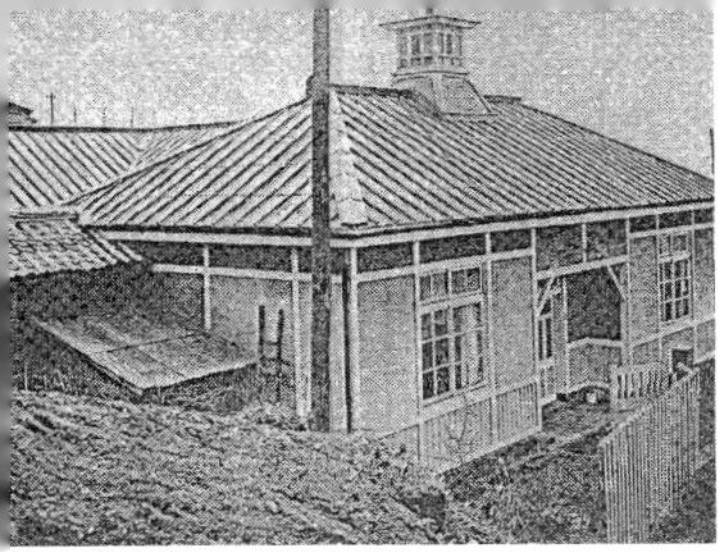
写真27. 横浜婦人慈善病院

スト者になった話を披露したという。また、〝日本の午後〟というタイトルでは、東洋風な設えを背景にして、日本の日常生活の各シーンを20枚の絵を使って説明したとある。緊張の中にも伸びやかさが漂う表情からは、これからのアメリカの生活に対する期待と自信が感じられる(19)。

1896年(明治29)3月、2人はローラ・メモリアル女子医科大学最初の卒業生になった。2人の在学期間は、無事に卒業するまで、ケルシーと一緒に乗っていた路面電車が脱線する大事故に遭遇したため、その回復までの療養期間を差し引くと、実質的には2年半位だった。

(3) 横浜婦人慈善病院

翌1897年(明治30)、2人はケルシーと共に日本へ帰国した。ケルシーは、今度はどこの婦人伝道局にも所属せず、自己資金で活動する決意をしていた。2人も、宣教医の道を一歩踏み出さねばならなかった。折しも、横浜到着後、横浜婦人慈善病院の責任者として招かれる話が舞い込んだ。横浜婦人慈善病院では、菱川ヤスが京都へ行くため辞任し、後任を探していたのだ。2人にとって、共立女学校時代の繋がりもあり、申し分のない活動場所だ。ところが、着任を前に大きな壁が立ちはだかった。

その壁とは医師免許状の問題だった。日本の内務省は、新設のローラ・メモリアル女子医科大学を正式な医学校として認めず、医籍取得を許可しなかったのだ。新設ローラ・メモリアル女子医科大学の歴史が短かったことが一因した。そこで、ケルシーは、宣教師に理解がある駐日アメリカ大使や政治家に「ローラ・メモリアル女子医科大学はイリノイ州保健局や、シカゴのアメリカ医学会の医学校リストにも記載された正式な医学校である」と主張し、2人の医籍取得を嘆願する手紙を書いた。理解を示した駐日大使は、ワシントンのシャーマン国務長官から日本の内務大臣宛てに「2人の日本女性は一流の医科大学で勉強して充分な資格がある」と電報を打つように取り計らった。それでも日本政府は許可をしなかった。それから半年後の1898年、1人が20ドル支払うことで許可がおり、須藤カクは50番目、阿部ハナは51番目の女医として医師登録をした[20]。直ちに、2人は横浜婦人慈善病院の医師として働くことになった。やっと上手くいったのだが、この一件からみえる日本政府の女性とキリスト教に対する偏見は、後々2人が再渡米を決意する要因になった。

2人が着任した横浜婦人慈善病院は、1892年に横浜婦人慈善会が設立した慈善病院である。第5章2でも取り上げるが、当時は外装が赤く塗られたことから「根岸の丘の赤病院」と親しまれていた。支援母体である横浜婦人慈善会は、共立女学校の同窓生二宮ワカ、弘前出身の平田平三牧師の妻かくが関わり2人のよく知るところであった。

この病院での3人の活動については、『封永生』という書物に次の一文がある。著者は、メソジスト教会牧師で聖経女学校教頭を務めた山鹿旗之進である。「横浜根岸なる婦人慈善病院の院長ケルセー嬢を始めとして之が助手たる須藤かく子阿部はな子等の諸医師は非常に親切を尽くされて日当たりよき二階の病室中の最良の処に病人を置かれて特別に荒井だい子と云える信者の看護婦を附添いしめたり」[21]。神奈川県統計書（明治31年）をみると、2人が着任した直後の1898・1899年には、この病院の外来患者数は急増している。また、ケルシーは、中国の義和団事件（1900年）で負傷し逃げてきた宣教師のために、自腹で医療と生活支援を行う〝ミッション・サナトリウム〟を開き、日光にも支所を開設した[22]。2人は、ケルシーのこうした活動も手助けをしていたと考えられる。

ところが、その一方で、横浜婦人慈善病院では、病院運営をめぐって内部に確執が起きるようになっていた。財政上の問題は、病院の財政基盤が在留外国人や実業家の寄付であること、母体がキリスト教慈善団体であること等々から、早晩にも起きる兆候があった。ついに1900年、寄付主体の脆弱な財政基盤を立て直すために、神奈川県と横浜市の財政支援を受けることになった。また、その頃から信徒以外の理事や支援者が徐々に増え、当初の医療伝道という病院の理念を貫くことが困難になってきていた。元来、男性中心の明治時代において、女性の慈善団体による病院経営は多くの困難が伴った。まして、外国医学校出身の女医という立場も地元医師会には受け入れ難かった。これらのことは、すでに医籍獲得の時から痛いほど味わっていた。

ケルシーは病院が変質していく状況に耐えられなかった。1902年、彼女は、ついに病院を去り帰国する決意を固めた。須藤カクと阿部ハナの2人も、5年間の活動に終止符を打ち恩師ケルシーに従った。

（4）再びアメリカへ

１９０２年（明治35）、ケルシーたちがアメリカへ戻る時、カクの妹まゆの嫁ぎ先である成田家の6人も加わり、共にケルシーの故郷ウェスト・カムデンに移り住むことになった。成田家の6人とは、義兄成田よそきち、長男こういち16歳、長女まや15歳、次女かつ8歳、三女とき6歳、四女すえ1歳である。その時、妹の成田まゆだけが、トラコーマのために入国できず送還されるという悲運に見舞われている。当時は「移民保護法」（１８９６年）が成立し、多くの青年たちが「最も富める国」で働こうと北米移民を希望していた。ケルシーは、成田家の男手にケルシー家の農場を手伝ってもらい、成田家の子どもにはアメリカの最新な教育を受けさせようと考えた。ケルシー、カク、そして成田家の6人は、信仰で結ばれた1つの家族のように暮らした。

しばらくして悲劇が襲った。１９１１年2月15日、阿部ハナが、結核の療養の後に44歳で死去したのだ。カクが最期まで付き添った。ハナは、再渡米後、ケルシーが学んだフィラデルフィアの電気療法専門学校で学び電気療法士として働いた。長老派教会の熱心なメンバーでもあった。信者たちは、「救い主の御心に沿った理想的な生涯」「東洋の信徒における、理想的な女性」と称え、ハナとの別れを惜しんだ。ハナはウェスト・カムデン長老会の関係者によって葬られた(23)。"Utica NY Saturday Globe"紙の死亡欄に、その頃のハナの写真が残っている。写真からは、若いころの生真面目な面影を残しつつも成熟した大人の女性の落ち着きが感じられる。

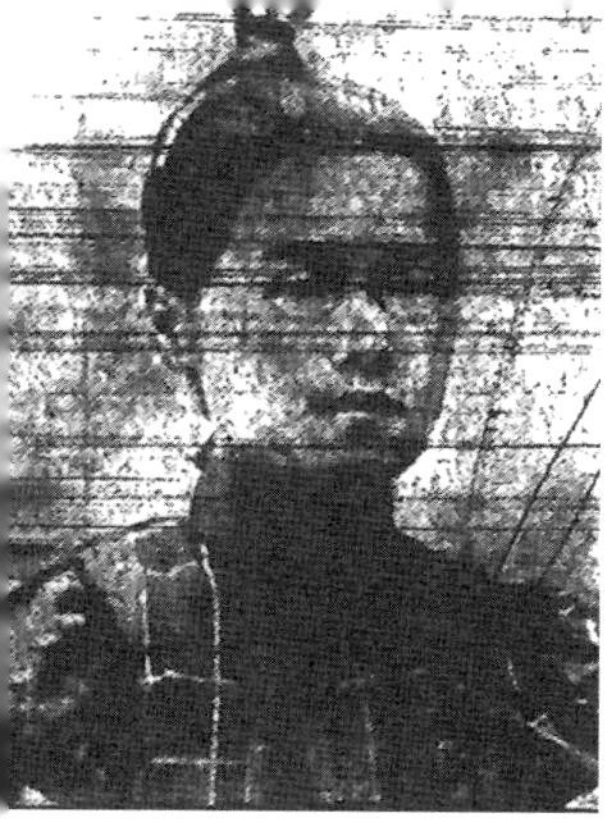
写真28. 新聞掲載の写真

晩年のケルシーは、成田家の世話とする一方、長老派教会で日曜学校の教師を務め穏やかに過ごしたようだ。その後、1923年に温暖なフロリダのセント・クラウドに移り住むが、その時に、カクと成田家の男2人も、老齢なケルシーに付き添いフロリダへ移っている。1931年、ケルシーはフロリダの地でカクに看取られ87歳の生涯を閉じた。地方紙は「宣教師として献身の生涯―ウェスト・デール（カムデン）の傑出した女性A・D・ケルシー博士死去」と報じた(24)。

カクたちがフロリダへ移った頃、時代は、徐々に反日感情が高まり、移民排斥そして戦争に突き進もうとしていた。カクは、1921年の新聞インタビューに「一部の人を除いて日米開戦を本気にしている人はおらず、日米間には深い信頼関係があります」と答えている。カクは、日米開戦には動じず、セント・クラウドの第一バプテスト教会に属して信仰生活を送っていたようだ。すでに医学からは遠ざかっていたが、皆からは「ドクター、ドクター」と親しまれた(25)。

1953年7月、ついに、カクはアメリカの市民権を獲得した。日系アメリカ人最初の女性医師の誕生であった。実に、医籍を獲得してから60年ほどの歳月がかかった。その直後の姪夫婦と写した穏やかな表情の写真が残っている。カクは帰化できた喜びを「常に私はアメリカの人々と共に今日まで生きてきました。若い頃、日本にいた時から、アメリカ人を愛していました。私は、アメリカの生活様式が大好きで、また、日本以上に親しみを覚えるのです」（"The St. Cloud News"紙）と語っている(26)。1963年、すべてを見届けたカクは、アメリカで医学を学んだ日本女性の誇りを胸に、セント・クラウドで１０２歳の生涯を閉じた。

最後に、その後の成田家についても簡単にふれておこう。義兄成田よそきちと長男こういちは、ケルシー農場での仕事を終え、父よそきちはケルシーらとセント・クラウドへ、息子こういちはミズーリ州へ渡り結婚した。後に、こういちの息子は４２２部隊（陸軍の日系部隊）に入隊し戦死した。音楽の才に溢れた長女まやは、ペンシルバニアのモラビアン神学校、フィラデルフィアのジェファーソン医科大学病院附属看護学校に学んだ。叔母カクに最も似ていた長女まやは、教会の慈善活動や貧民街での医療活動などに従事していたが、不運にも手術後の併発症で若くして死去した。

次女かつは、結婚後に夫とフロリダの大和コロニーで農業に従事し、後年は、セント・クラウドにて父と叔母カクの世話をした。かつの2人の息子も４２２部隊に入隊し次男が戦死している。三女ときは、長老派教会の宣教師になり、サンフランシスコ日本人教会で日系移民に英語を教えていたが、１９４４年、アリゾナの日系人強制収容所にて48歳で病死した。

四女すえ（スエ・ナリタ・ガンビーノ）については、"The SARATOGIAN"に"Japanese woman came to Mt. McGregor for treatment, stayed a lifetime"という記事が残されている(27)。それによると、すえは13歳で結核に罹った時、最良の医療を願うケルシーとカクによって、ケルシーの実妹マーサと夫オリバー・クラークが管理者をしていたマクレガー山グランド荘（結核療養所）へ送られた。すえはグランド荘のホーク医師の治療ですっかり回復したのだが、その後もクラーク夫妻の元に残って一緒に生活し、実子のように可愛がられたという。自然が溢れるマクレガー山の生活を愛したすえは、クラーク夫妻の死後も、太平洋戦争にも耐え忍び、グランド荘の管理人として働き続けた。その後、すえは、治療に来た退役軍人ガンビーノと結婚したが、長老派教会の活動とグランド荘の管理を１９８４年まで引き継いだ。すえの長きにわたる業績は、マクレガー山グランド荘前の碑に書き残されている。

かつて、ケルシーは、母校マウント・ホリヨークの同窓生に手紙を書いた。その中には「願わくはここに学んだ女性がキリストに倣って人生を歩み、他の人々を幸福にすることができますように。神の祝福が与えられますように」（ウェスト・カムデン１９０３年10月23日付）[28]とある。ケルシーの生涯を言い表わす一文である。ケルシーが願い続けたことは、教え子須藤カク、阿部ハナ、そして太平洋戦争の困難期を生き抜いた成田家の子どもたちに脈々と受け継がれた。

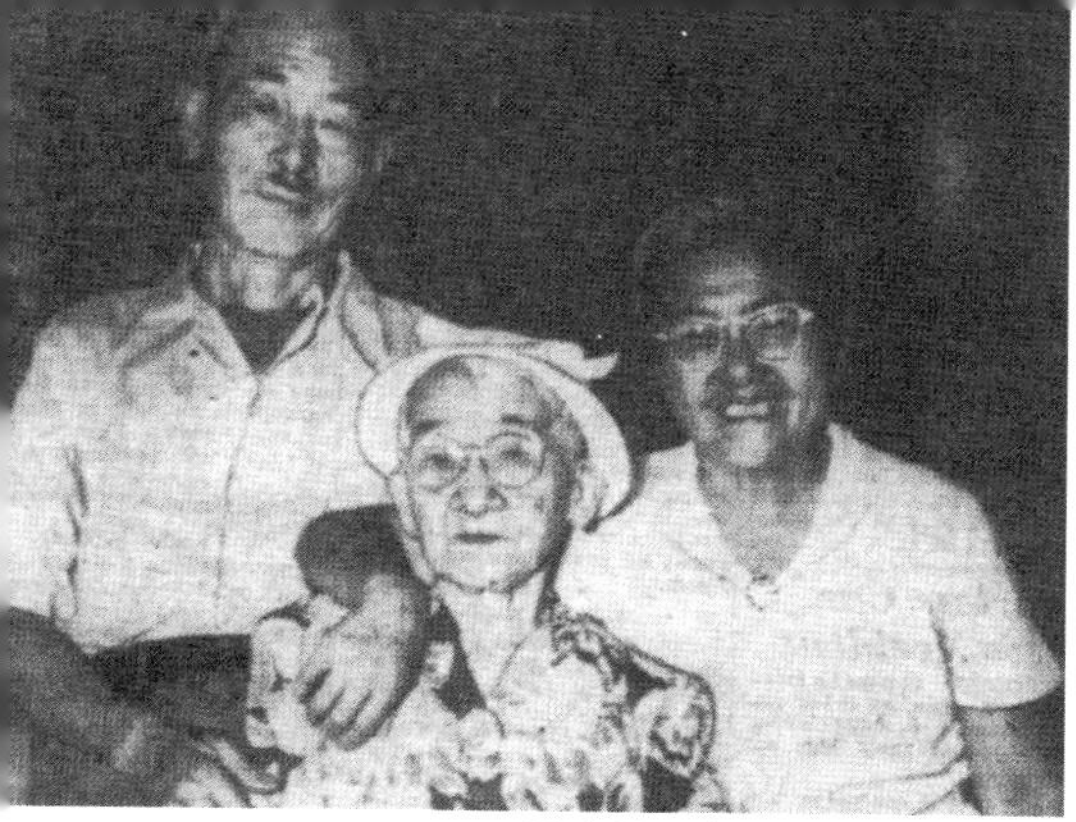
写真29. 晩年の須藤カク92歳

（１）『須藤かく―日系アメリカ人最初の女医』広瀬寿秀　北方新社　２０１７年　p29

（２）「明治期にアメリカへ渡った本県出身の女性医師―須藤カクと２人の共働者Dr.ケルシーと阿部ハナ」保村和良『東北女子大学・東北女子短期大学紀要』第51号　２０１２年　p１４９～１５０

（３）「１８８０―１８９０年代の日本におけるアメリカ女性医療宣教師の活動」藤本大士『日本医史学雑誌』第64巻第3号　２０１８年　p２２８

（４）『横浜共立学園資料集』横浜共立学園　２００４年　ｐ53
（５）前掲書　ｐ２０５
（６）前掲書　ｐ１１５～１１６
（７）前掲書　ｐ１１８～１１９
（８）前掲書　ｐ１２２
（９）前掲書　ｐ１２４
（10）前掲書　ｐ１２６
（11）前掲書　ｐ２０７
（12）前掲書　ｐ59
（13）『須藤かく―日系アメリカ人最初の女医』広瀬寿秀　北方新社　２０１７年　ｐ29～31
（14）弘前藩は、明治3年に英語の重要性に気づき、短い期間ではあるが藩校の稽古館に英学寮を設けて英語教育を行った。カクの兄ないし身近な人がそこで英語を学び、その影響を受けていた可能性が示唆される。
（15）『須藤かく―日系アメリカ人最初の女医』広瀬寿秀　北方新社　２０１７年　ｐ25
（16）『横浜共立学園資料集』横浜共立学園　２００４年　ｐ１９６
（17）『アメリカ西部の女性史』篠田靖子　１９９９年　明石書店　ｐ１０３～１０８
（18）「女学雑誌」第64号、65号　１８８７年
（19）『須藤かく―日系アメリカ人最初の女医』広瀬寿秀　北方新社　２０１７年　ｐ33
（20）『横浜の女性宣教師たち―開港から戦後復興の足跡』横浜プロテスタント史研究会編　有隣堂　２０１８年　ｐ１６８

(21)『封永生』 山鹿旗之進 教文館 1899年 p104
教頭を務めた聖経女学校は、1884年、山手町221番にアメリカ・メソジスト監督教会が設立した女性伝道者養成の学校である。この本ではケルシーがこの病院の院長を務めたとあるが詳細は不明。

(22)『横浜の女性宣教師たち―開港から戦後復興の足跡』横浜プロテスタント史研究会編 有隣堂 2018年 p168

(23)『須藤かく―日系アメリカ人最初の女医』 広瀬寿秀 北方新社 2017年 p52

(24)『横浜の女性宣教師たち―開港から戦後復興の足跡』横浜プロテスタント史研究会編 有隣堂 2018年 p169～170

(25)「明治期にアメリカへ渡った本県出身の女性医師―須藤カクと2人の共働者Dr.ケルシーと阿部ハナ」保村和良「東北女子大学・東北女子短期大学紀要」第51号 2012年 p152

(26) 前掲書 p152

(27) "Japanese woman came to Mt. McGregor for treatment, stayed a lifetime" published: August 30, 2011

(28)「女性宣教師Dr.アダリーンD・H・ケルシー」安部純子『横浜プロテスタント史研究会報』No.57 2015年 p5

第5章　4人が目指した医療

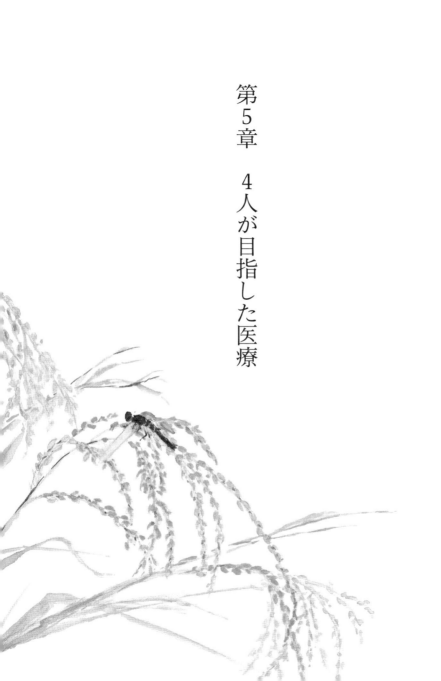

第5章では4人が目指した医療について考えてみたい。今まで明らかにしたように、彼女たちが目指したのは、幼き日に出会ったキリスト教を原動力に医療伝道をすることだった。しかし、病気で夭折した菱川ヤスと阿部ハナを含めても、4人の活動期間は決して長くはなかった。4人の女医たちは充分に目標を果たせたのだろうか。あるいは、4人の活動は今の私たちにどのような意義を残したのだろうか。

1．慈善医療について

(1) 宣教師会議

先ず、4人が目指した医療を深く理解するために、日本における医療宣教の経緯をもう一度整理しておこう。医療宣教は、または英米医学は、明治期のドイツ医学優位の医療体制の中で徐々に勢いを失った。こうした状況は、4人の活動に大きな影響を与えたはずである。資料6は、宣教師会議の中から医療宣教の部分を抜き書きしたものであるが、おおよその時代の変遷を摑めるだろう。

医療宣教の大きな転換を促したのは、第2回大阪宣教師会議（1883年）であった。その時、新潟で医療宣教をしてきた宣教医パーム（エジンバラ医療宣教会）が、「医療伝道の位置」と題する講演を行った。パームは、外国人医師の雇用による国家レベルの医療体制が進んだこと、日本人医師の実力が向上したことから、日本における医療宣教の意義は減少したと発言したのであ

資料6．宣教師会議について（医療宣教を中心に）

日時	開催地	主な参加各派と参加者（上段） 決議内容など（下段）
1872年9月 第1回宣教師会議	横浜 （ヘボン邸）	長老派、アメリカン・ボード、改革派、WUMS、ヘボン、ベリー
		医療宣教の振興—医療宣教は有効な宣教方法であり、地域によっては不可欠な先駆的事業である。
1883年3月 第2回宣教師会議	大阪 （川口居留地）	長老派、アメリカン・ボード、エジンバラ医療宣教会、ヘボン、ベリー、テイラー、リンゼイ、パーム
		医療宣教の意義減少—日本人医師が増加したことや、東大医学部における外国人医師の活動が活発化したため。 宣教医パームの講演—演題「医療伝道の位置」
1900年10月 第3回宣教師会議	東京 （東京YMCA）	50のミッションから多数が参加
		医療宣教の中止と教育事業への転換、ただし、その一方でアメリカン・ボード宣教医テイラーからは慈善医療の推進が提案された。

『医学とキリスト教』藤本大士 法政大学出版局 2021年を参考に作成

る。その後、この発言は在日宣教医たちに合意されていく。

しかしながら、一方で、日本における医療宣教の意義を信じ続けた宣教医たちもいたのだ。その代表がアメリカン・ボードの宣教医ベリーとテイラー、アメリカ聖公会の宣教医ラニングらである。1章でも少しふれたが、彼らは、日本における医療宣教の意義を、医学教育の中に見出していったのである。例えば、宣教医ベリーは、1879年以降、府県からの要請を受けて神戸や岡山の公立病院で医学教育を行った。さらに1880年以降、ベリーには、設立には至らなかったものの、同志社の新島襄らとキリスト教主義の医学校を作る計画もあった。彼らが携わった医学教育は、主に医術開業試験を目指す学生のための臨床試験対策だったようだ。男性宣教医は、公立医学校だけでなく民間の医学校や自らの診療所で、このような形の医学教育を行った(1)。

もう一方で、女性宣教医たちも日本における医療宣教の意義を信じ続けていた。すでに述べたように、彼女たちは「いまだに日本人女性は西洋医学の恩恵を受けていない」と主張し、医療宣教の継続を願った。特に、恩恵を受けていないのは貧困層の女性そして子どもである。周知のように、明治期は自然災害（濃尾地震など）の他に結核、コレラ、ペスト、天然痘が度々流行し、その犠牲の多くは衛生状態が悪い社会的弱者だった。

そこで、女性宣教医たちは、医療伝道のアシスタントを自らの力で育成しようと考え、対象を女性に限定し個別にかつ継続して指導をしたのである。この点が、男性宣教医の医学教育と大きく異なっている。カミングスは自らの診療所で指導を行い、ケルシーはミッションスクールの女子生徒を生涯をかけて指導した。さらに、教え子たちを母国アメリカの医学校へ留学させてまで指導をしたのである。

（2）医療福祉の源流として

では、女性宣教医が伝えようとした医療とは何であったのか。それは、第3回宣教師会議で提案された「慈善医療」であった。そもそも医療宣教の本質は慈善医療であったのだ。当初、ヘボンを代表とする宣教医たちは、街中に「施療所」を開設し、貧富や身分に関係なく無料の施療（治療）を行っていた。それらの施療活動は、明治の社会に「社会的救護」という新しい観点を導入し、現在に続く医療福祉の源流を形作ったと評価されている。

また、1880年代に入ると、宣教医ベリー、テイラー、ラニングらが、新たな宣教方針として慈善医療の必要性を主張した。慈善医療は英米では主流になっているが、日本ではその意義が注目されず、東京においても慈善病院の数は少なかった。宣教医テイラーは、慈善費用の統計がアメリカでは人口8000万人に対し8000万円、イギリスでは人口3900万人に対し5000万円であるのに対して、日本は人口4400万人に対し75000円であるとして、宣教医を中心に民間が医療提供するべきであると主張した(2)。

実は、ベリーの主張の背景には、近代化を急ぐ明治政府の医療体制も絡んでいた。繰り返すが、明治政府が近代化の手本をドイツ医学に定めて以来、お雇いドイツ人医師が多く招かれ、ドイツに留学する日本人医師も増加するようになった。また、東大のドイツ医学に最高権威が与えられたため、そこで育った人材が地方の医学校教授になり、日本全土へドイツ医学が普及するようになった。このようにドイツ医学が覇権を握るにつれて、宣教医たちは、徐々に周辺化される危機感に襲われたのだった。そのためも、彼らは、ドイツ医学と差異化されたアメリカ医学を提示する必要に迫られた。そこで、アメリカ医学が得意とする臨床重視の慈善医療が前面に押し出されたのである。

関連して、ドイツ医学とアメリカ医学の相違、その後の日本医学の立ち位置について補足しよう(3)。アメリカ医学は、当時世界医療の中心だったエジンバラの臨床医学を受け継ぎ発展した。

18世紀後半には、アメリカ最初の病院と医学校（後のペンシルバニア大学医学部）がフィラデルフィアに誕生した。アメリカ医学は「病院医学」と呼ばれるように、病気の予防や治療をする臨床的かつ現実的な医学を目指した。しかし、南北戦争によってアメリカ医学全体が低迷し、積み重なる臨床的課題の解決すらままならない状況に陥った。

その時期、ヨーロッパに台頭したのがベルリン大学を主とするドイツ医学であった。ドイツ医学は「研究室医学」と呼ばれ、疾病の原因や予防法を実験的に追究する基礎医学を得意とした。細菌学のコッホはその代表である。

19世紀後半、苦境にあったアメリカ医学は、基礎医学に強いドイツ医学を導入し融合して、見事に新しいアメリカ医学として復興させた。しかし、日本は、欧米医師や宣教医によるアメリカ医学を定着させる間もなくドイツ医学を強固に導入したため、「病院医学」と「研究室医学」の結合・融合はみられず、その後は、研究至上主義や権威主義という弊害を抱えるようになった。この日本の状況は、慈善医療の発展に寄与しなかったばかりか、第二次大戦後に連合国軍最高司令官総司令部（ＧＨＱ）がアメリカ式の医療制度を日本に持ち込むまで続いたのである。

（3）実践的慈愛

医療宣教は、慈善医療としてスタートしたが、その役割は時代と共に変化したと指摘されている[4]。明治初期、慈善医療には、人々のキリスト教に対する偏見を和らげる1つの手段であったのが、徐々に慈善医療を行うこと自体が目的に変わっていったという。慈善医療を行うことは、実践的慈愛の行為、すなわち「魂への直接的な働きかけ（direct work for souls）」であると考えられるようになった。

キリスト教における医療とは「身体の癒やし」であった。キリスト教は、病気直しの活動の歴史と言われるほど病気との関わりが深かった。だが、キリスト教での病気直しは、病気そのものとの闘いであるよりも、ユダヤ社会が病気に付与した様々な負のイデオロギーに対する癒やしの闘いでもあった(5)。医療宣教は、明確に「身体と魂の癒やし」という2つの癒しを目標に掲げている。

キリスト教における「身体の癒やし」は、次のように考えられた(6)。それは「この世でのキリストの働きにもみられ、神の命によって人間に与えられた重要な役割であり、そして、その手段である医療の進歩は神からの賜物である」と。それゆえに、医療宣教に携わることは、キリストの名において行う神の行為を再現するものであり、神への奉仕として聖別されるべきものであった。

また、「身体と魂の癒やし」は、その根底に「人間の本質の身体的な面は不思議な遺り方で精神的な面と結びついていて、肉体の疾病や死はその魂の罪の果実であり、神はその罪とその結果の双方を取り去るためにこの世に来られた」という考え方があった。それゆえ、病を癒やすことは「典型的な罪の許しであるだけでなく、その2つは、魂を救済する神の同じ1つの力の一部」なのである。

そして、医療宣教師に求められる役割は、まさに「信仰のもとに医療を行うこと」である。医療宣教師たちは、病人への奉仕によって直接的伝道を助けつつ、自らの言葉と行為で福音の素晴らしさを伝えることが求められた。宣教医たちは、患者がさりげなく福音にふれるように、診療所に聖書を置いたり、重いトラクトを携え訪問医療をしたり、また病院の従事者に伝道したりする努力を怠らなかったのである。以上を踏まえると、明治期、女性宣教医たちが伝え、教え子たちが受け継いだ最も大切なことは、この「実践的慈愛（practical humanity）の担い手として生きる」という生き方に他ならなかった。

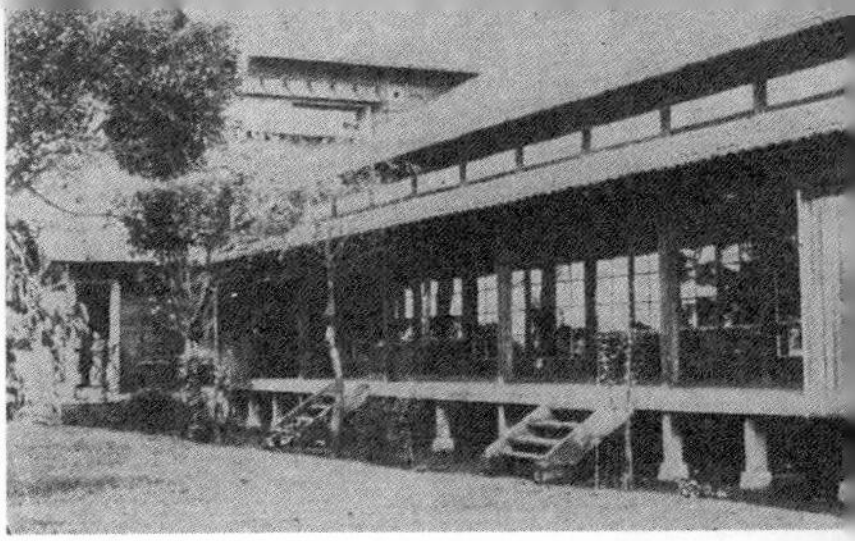

写真30. 伝染病棟

2. 根岸の丘の医療活動

明治の中頃、根岸の丘に横浜婦人慈善病院があった。5章でもふれたが、この病院は4人のうち菱川ヤス、須藤カク、阿部ハナの3人が関わった。それぞれの医師としての活動期間は短かったが、ある視点からみれば、この病院は彼女たちが目指した医療を象徴するような病院であった。ある視点とは「女性による女性のための活動（woman's work for woman)」。この病院は、主として女性たちの力で運営された最初の慈善病院であった。

運営母体は横浜婦人慈善会(7)。横浜婦人慈善会は、1888年にメソジスト監督派女性宣教師ヴァンペテン(8)、稲垣寿恵子(9)、二宮ワカ(10)および平田平三牧師が、中村八幡谷戸と呼ばれる貧民街を視察したことが端緒になり発足された。会は慈善病院の開設を第一目標とした。その慈善病院が、1892年（明治25）に開院された横浜根岸病院（数年後に横浜婦人慈善病院と改称）だった。根岸村西竹之丸に位置する病院には、93坪の2階建て一般病棟（写真27参照）と平屋建て

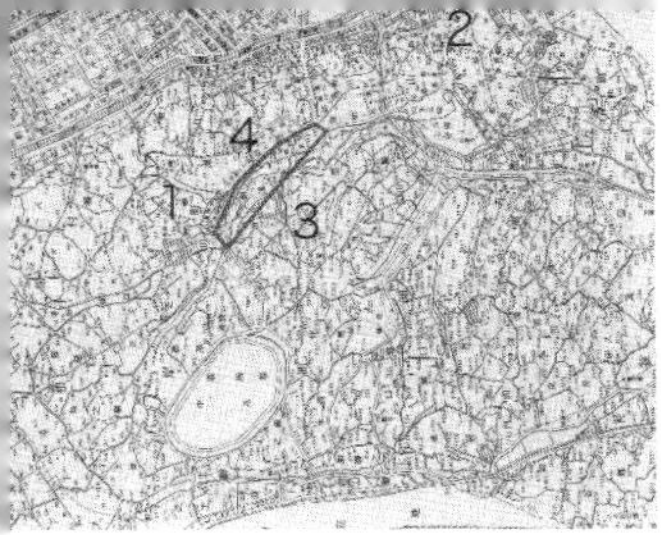

資料７．横浜市根岸村付近（『須藤かく』p49 広瀬寿秀著 より）
１．須藤、阿部の住まい　２．ケルシーの住まい
３．横浜婦人慈善病院　　４．相澤地区

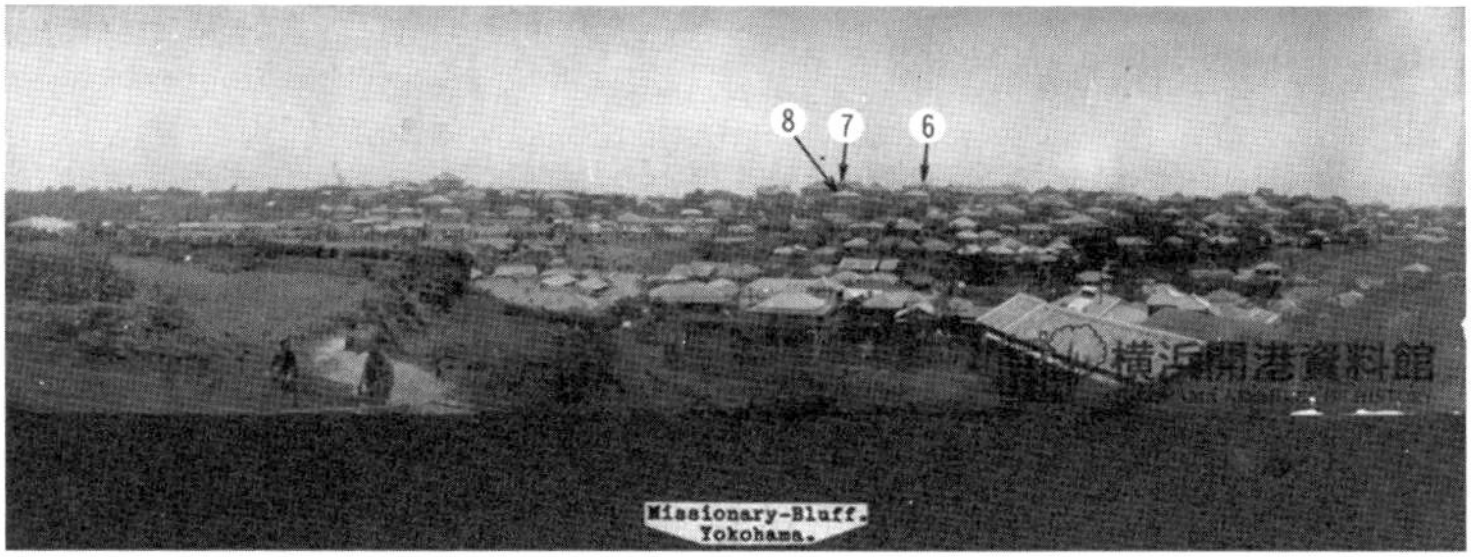

写真31. 山手本通り沿いの稜線を写したパノラマ写真（横浜開港資料館所蔵）

の伝染病棟（写真30参照）があった。

山手居留地など病院周辺を俯瞰してみよう。写真31は"Missionary-Bluff, Yokohama."と題された山手本通り沿いの稜線を写した写真である（明治37～39年頃撮影か）。⑥は4人の母校である共立女学校校舎（ドリーマスホール）、⑦は聖経女学校、⑧はメソジスト監督教会の宣教師館である。そして、この写真の撮影地である向かい側の高台（柏葉周辺）には横浜婦人慈善病院、その少し先には、１８６６年に居留地競馬として開場された根岸競馬場があった。さらに、一転してこれらの２つの丘の谷間（資料７の４）には、横浜開港とその後の発展を支えた港湾労働者らの底辺労働者が住む貧民街（相澤地区）があった。

病院が積極的に行った慈善活動は、１８９４年６月の明治東京地震での被災者治療、１９０２年３月の足利鉱毒事件被害者の病院収容、１９０６年７月の横浜「根岸の大火」での救護活動等々である。勿論、その先頭で治療にあたったのが女医たちだった。病院統計を

資料８．横浜婦人慈善病院の職員と患者数の推移

	1900年（明治33）	1903年（同33）	1907年（同40）	1911年（同44）	1912年（大正元）
入院 外来 （人）	97 1,611	151 10,361	164 13,138	150 4,453	95 —

（出典）『神奈川県社会事業形成史』芹沢勇 神奈川新聞 厚生文化事業団 1986年 p50

みると、須藤カクや阿部ハナが関わった１８９８年以降、浮き沈みはあるが、ある程度の患者数になり安定化に向かっている。また、短期間ではあったが初代医師菱川ヤスも、病院の開設時に尽力したことが伝わっている。

ただし、横浜婦人慈善病院の経営は不安定だった。多くの慈善病院がそうだが、主な収入源が篤志家の寄付と慈善団体の補助金であるため、病院の維持は困難を極めた。その後の動向については、4章でも述べたように、１９００年には社団法人となり、神奈川県、横浜市、内務省の補助金を受けるようになった。また、１９０１年に仏教徒の渡辺たま（伝染病棟寄贈者の妻・社会事業家）が理事に加わった頃から、病院運営の主流が仏教徒や地元財界人の妻らに移った。病院の財政は安定したが、本来の医療伝道という方針が翳りをみせ始めた。１９１１年、国は、ようやく低所得者層の救療に乗り出し、宮廷費１５０万円を用いて半官半民の恩賜財団済生会を設置し、全国に済生会病院を開院するように決めた。

神奈川県の場合は、今後の救療事業を横浜婦人慈善病院に委託したのだ。横浜婦人慈善会は、協議の結果、これを機に病院の土地、建物、医療器具、有価証券等すべてを済生会に委譲し、20余年の病院事業にいっ

たん幕を閉じる決断を下した。1913年、女性を主体とした横浜婦人慈善病院はその開拓的役割を終了した。ケルシー、須藤カク、阿部ハナ、そして菱川ヤスも病院の最後を見届けることはなかった。ケルシーら3人は、病院運営に仏教徒が増え出した頃、時代の趨勢を予見したかのように病院を去っていた。

女性宣教医たちが携わった慈善医療には、政府の無策を民間の慈善事業として補完したにすぎないという批判がある。確かに、明治政府は、「恤救規則」（明治7年制定）の相互扶助の原則を盾に、貧困者への救護・救療をおざなりにしてきた。また、日露戦争で財政が窮乏して以降は、民間の慈善団体を助成することで「慈善事業の外部化」を進め、政府として行う救貧事業を縮小した。しかし、明治期、女性宣教医たちが推し進めた慈善医療は、例え民間の慈善事業として利用されたとしても、それを上回る大きな意義があったはずだ。

それは、彼女たちが、生涯をかけて「治療の成果は神からの賜物」と信じ、伝道と施療に惜しみない努力をしたことである。そのことは、後に、救ライ事業、監獄改良、児童保護、「障害」児教育等々の新しい社会事業の出発と発展の創始となった。その流れの始まりに、岡見京、菱川ヤス、須藤カク、阿部ハナの4人は位置づけられるだろう。

（1）「明治初期大阪におけるアメリカ人医療宣教師と医学教育」藤本大士　2020年『科学史研究』第292巻参照
（2）『医学とキリスト教―日本におけるアメリカ・プロテスタントの医療宣教』藤本大士　2021年 法政大

学出版局 ｐ１００～１０２

（３）『高木兼寛の医学―東京慈恵会医科大学の源流』松田誠 ２００７年 東京慈恵会医科大学 ｐ７２４～７３９参照

（４）『医学とキリスト教―日本におけるアメリカ・プロテスタントの医療宣教』藤本大士 ２０２１年 法政大学出版局 ｐ95～99

（５）『聖書の奇跡物語―治癒神イエスの誕生』山形孝夫 １９９1年 朝日文庫 参照

（６）「来日医療宣教師と明治前期の日本の医療―１８８３（明治16）年大阪宣教師会議議事録から―」小野尚香 ２００５年『佛教大学総合研究所紀要』第12号 ｐ43～48

（７）明治中期、自由民権運動を経て女性改良問題が論じられるようになると、各都市の上・中流女性層の中から、婦人団体を結成する動きが出てきた。メソジスト派（美以教会）による横浜婦人慈善会もその1つ。当初の会員数１００名、慈善病院と出獄者保護事業を主な事業計画とした。１８９０年7月、横浜市のコレラ流行時には直ちに医療支援を行い、その後も、宣教師ドレーパーや二宮ワカらの貢献により、様々な社会事業を展開した。

（８）カロライン・ヴァンペテン（１８５４～１９１６）。海外宣教を志した夫と死別後、アメリカ・メソジスト監督派教会から東京築地の海岸女学校（現青山学院）の教師に派遣された。１８８４年、地方伝道を行うためには女性伝道者が必要と痛感し、横浜山手２２1番に設立された聖経女学校の校長に就任し、女性伝道者の養成に努めた。横浜の社会事業になくてはならない人で、横浜婦人慈善会副会長として、稲垣寿恵子や二宮ワカと共に数々の社会事業に関わった。哲学の博士号を持つ明るい人柄で横浜の文化活動にも貢献した。

（9）稲垣寿恵子（1860～1931）。愛知県師範学校、東京築地の海岸女学校で漢文を教える。後に、聖経女学校では教師かつ生徒として学び第一回の卒業生になり、横浜婦人慈善会を設立し数々の社会事業と伝道を行った。関東大震災後は、横浜訓盲院創立者ドレーパーと共に女子失業者救済を目的とする女子振興会、震災の救援物資配給活動に始まる横浜婦人連合会の組織化等幅広い活動で活躍した。

（10）二宮ワカ（1861～1930）。14歳の時、山口県から上京し工部省附属女学校（東京）に入学したが、間もなく廃校になったため英語が学べる共立女学校に転校した。1876年にバラより受洗。1882年、貿易商でありメソジスト派伝道師の二宮安次と結婚。その後はメソジスト派に転会し、横浜婦人慈善会の他に、貧困児教育施設（警醒小学校）、キリスト教幼稚園（神奈川幼稚園）、母親への授産（中村愛児園）、日露戦争出征家族のための保育所（相沢託児園）を設立し、横浜の社会事業の礎を築いた。

終章　女医を生きる

―ウーマンフッドを超えて―

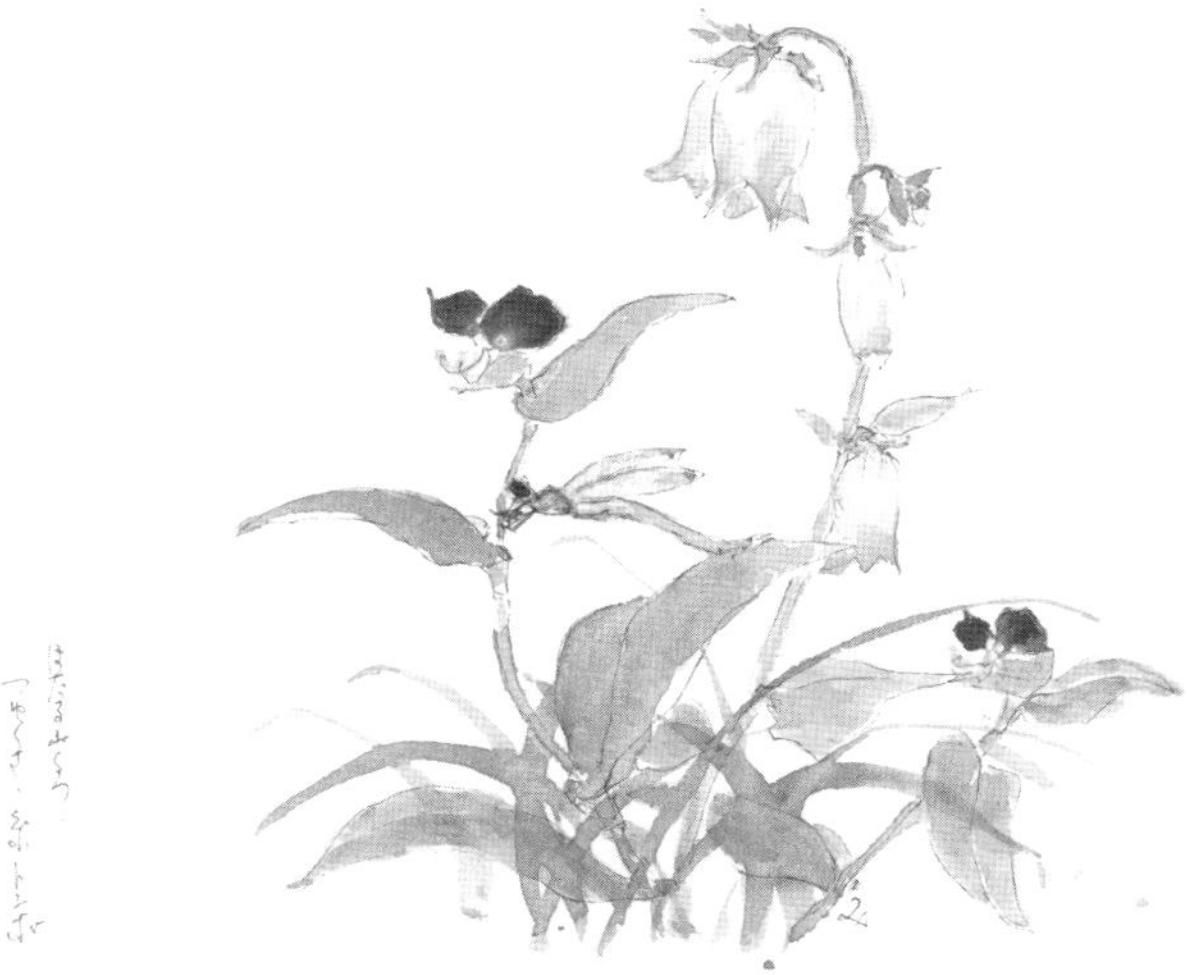

明治時代、日本の女性は、様々な権利の不平等を強いられていた。多くの女性は、性別役割分担によって家庭に閉じ込められ、職業活動も極めて狭い範囲でしか許されていなかった。その時代に、岡見京、菱川ヤス、須藤カク、阿部ハナの4人は、明治医療の片隅で、女医という新しい職業に挑みそれぞれの人生を疾走した。彼女たちの目的は、女性医療宣教師から受け継いだ〝実践的慈愛〟を日本の医療の中で実践することだった。そのためには、命がけで海を渡り留学することすら厭わなかった。

彼女たちを指導した女性宣教医も命がけであった。医療宣教の意義が陰りゆく中、まだ西洋医学の恩恵を受けていない女性や子どもへの施療があると主張した。そのために日本の若い女性に最新のアメリカ医学を伝え女医に育て上げた。しかも、その困難に対して多くを語ることはなかった。

女性宣教医とその教え子たちは、勿論日本の医療の近代化に貢献したが、医療それ自体よりは医療伝道に重点を置いていた。それゆえ、時代と共に宣教の大局が変化する中で、彼女たちの医療活動は終息せざるを得なかった。だが、4人の女医たちは、医学の表舞台からいったんは消え去ったが、彼女たちが行った医療活動は今も色褪せることはない。

最後に、〝ウーマンフッド〟という視点から4人の活動を振り返ることにしたい。第1章でも述べたが、19世紀、多くのアメリカ中流女性は、家庭という「女性の領域」の中で、教会活動に参加することで暮らしていた。その後、教会活動に参加した女性たちは徐々に発言権を獲得し、その中からウーマンフッド（女性間の相互補助のネットワーク）や、〝woman's work for woman〟

というスローガンが誕生した。女性たちは、自らの活動を「クリスチャンホーム」という私的空間から、「奉仕・慈善」を行う公的空間へ広げていった。翻って、明治初期の女性宣教師たちは、異教徒である日本女性たちに、19世紀にアメリカ女性が獲得した理想の女性像を伝えようとしたと考えられる。

その後、さらに時代が進んだ。アメリカでの女子高等教育の興隆に伴い多くの独身女性宣教師が来日するようになったが、その中には、カミングスやケルシーのように高度な専門知識、自主自立の精神、そして行動力に満ちた人物が多くいた。石井紀子（２００２年）[1]によれば、この時代の独身女性宣教師たちが伝えたウーマンフッドは、時代の変化を受けて一段と進歩したレベルのウーマンフッドであったという。彼女たちは、専門教育を受けクリスチャンリーダーとなった日本女性と共に、伝道を通じて日本の社会進歩に貢献しようと考えた。さらに、そのためには、何よりも女性が新しくなること、高度な知識の他に企画力、運営能力、資金集め等のスキルを高めることが必要であると主張した。

明治初期、岡見京、菱川ヤス、須藤カク、阿部ハナの4人は、新進気鋭の女性宣教医と出会った。だが、時代は日本女性にとってはいまだ黎明期だった。信仰に生きること、プロフェッショナルに生きることの両立は困難を極めた。だが、その最前線に立ったのがこの4人であった。改めて、女医たちのささやかな評伝を閉じるにあたり、4人の生涯は、キリスト教を原動力とした近代女性のあり方、生き方のパイオニアの姿を、私たちに指し示したと思われる。

（1）“Crossing Boundaries of Womanhood: Professionalization and American Woman Missionaries’ Quest for Higher Education in Meiji Japan” Noriko Ishii 2002 The Journal of American and Canadian Studies（19）参照

あとがき

2021年、共立女学校を前身とする横浜共立学園は創立150周年を迎えた。その時、母校である同窓会の会報を担当していたこともあり、特集記事と銘打ち明治期の同窓生を調べるさなか、アメリカに渡った4人の女医について知った。今でこそ、女性の社会進出は当たり前になり、医者になることも留学することも明治と比較すれば容易である。それゆえ、幕末から明治初期に成長した女性が、留学しプロフェッショナルになるには、想像を超える強固な意志と使命感を必要としたはずである。

『日本女医史』(日本女医会編、1962年)を見ると、「明治篇附女子医学留学生」という項目に5人の女医が紹介されている。その筆頭に岡見京が数ページ取り上げられているが、菱川ヤス、須藤カク、阿部ハナの3人は、巻末の「日本女医史主要年表—明治・大正・昭和—」に医籍登録した年と外国医学校出身と記載されるのみである。彼女たちは、何を目的にどのような経緯でアメリカに渡り女医になったのか。今まで充分な評価が得られていないのは何故か。謎は深まるばかりであった。

本書で書いた通り、4人には共通点があった。キリスト者であったこと、女医に導いた女性宣教師と生涯にわたり信頼関係を築いたこと。そこで先ず、4人の生涯と医療活動について、「医療伝道」という枠組みから捉え直そうと試みた。また、この4人に関しては、社会学(ジェンダー)、比較文化、キャリア教育、医師養成、アメリカ移住等々、様々な切り口から深められるとの貴重なアドバイスを得て、明治期の女子教育、女性史という観点からも考察するようにした。

本書を書くにあたり難儀したのは、4人に関わる基礎資料が少ないことだ。彼女たちは、婦人伝道局への報告以外には、自らの活動報告を書き残すことはなかった。彼女たちの生き方は静謐そのものであり、神を第一として同胞のために尽くし、己は消えてなくなることを求めた。今回、新たに追加できたのはごく僅かな二次資料にすぎず、研究は緒についたばかりといえる。今後、新しい資料が発見でき、再び、新たな観点から4人の生涯を明らかにすることができれば幸いに思う。

最後に、資料と情報提供していただきました高塚順子先生、荒木美智子先生（横浜共立学園資料室）、突然の訪問にもかかわらず温かく迎えご指導くださいました梅染信夫先生、山本悦子先生（北陸学院史料編纂室）、写真と引用の許可をいただきました『ディスカバー岡見京』著者の堀田国元先生、多くの貴重な情報をいただきました『須藤かく—日系アメリカ人最初の女医』著者の広瀬寿秀先生、横浜プロテスタント史研究会の皆様に心より感謝を申し上げます。

2023年7月

遠藤俊子

著者：遠藤俊子（えんどう　としこ）

1953年、横浜生まれ。

日本社会事業大学社会福祉学部卒。

日本女子大学大学院人間社会研究科博士課程、満期退学。

特別支援学校、看護学校講師、女性相談員等の勤務を経て、現代女性が抱える様々な問題に興味関心が深まる。現在は、主に明治期の女性史や女子（職業）教育史について、プロテスタント宣教師の視点から調査研究を行っている。

NDC 914　神奈川　銀の鈴社　2023　124頁　18.8cm（海を渡った明治女性）

銀鈴叢書　2023年12月15日初版発行
本体2,000円＋税

海を渡った明治女性
――クリスチャン ドクターの誕生とその軌跡――

著　　者　遠藤俊子©
発 行 者　西野大介
編集発行　㈱銀の鈴社 TEL 0467-61-1930　FAX 0467-61-1931
〒248-0017 神奈川県鎌倉市佐助1-18-21 万葉野の花庵
https://www.ginsuzu.com
E-mail info@ginsuzu.com

ISBN978-4-86618-157-8 C0095
落丁・乱丁本はお取り替え致します

印　刷　電算印刷
製　本　渋谷文泉閣